福建省中等职业学校学生学业水平考试

学前儿童卫生与保健一本通

主　编　康江梅
副主编　唐丽君　杨诗云　郑君红

北京理工大学出版社
BEIJING INSTITUTE OF TECHNOLOGY PRESS

版权专有　侵权必究

图书在版编目(CIP)数据

学前儿童卫生与保健一本通 / 康江梅主编. -- 北京：北京理工大学出版社，2024.3
ISBN 978-7-5763-3690-0

Ⅰ.①学… Ⅱ.①康… Ⅲ.①学前儿童-卫生保健-中等专业学校-教材 Ⅳ.①R175

中国国家版本馆 CIP 数据核字(2024)第 056431 号

责任编辑：王梦春	文案编辑：闫小惠
责任校对：周瑞红	责任印制：施胜娟

出版发行 / 北京理工大学出版社有限责任公司
社　　址 / 北京市丰台区四合庄路 6 号
邮　　编 / 100070
电　　话 /（010）68914026（教材售后服务热线）
　　　　　（010）68944437（课件资源服务热线）
网　　址 / http：//www.bitpress.com.cn

版 印 次 / 2024 年 3 月第 1 版第 1 次印刷
印　　刷 / 定州市新华印刷有限公司
开　　本 / 787 mm×1092 mm　1/16
印　　张 / 16
字　　数 / 298 千字
定　　价 / 48.00 元

图书出现印装质量问题，请拨打售后服务热线，负责调换

前　言

《学前儿童卫生与保健一本通》是为了帮助中职学生更好地理解和掌握学前儿童卫生与保健学知识，提高考试成绩而编写的。本书以考试大纲为依据，结合教材内容，对重点知识点进行梳理和解析，旨在帮助学生更好地理解和掌握相关知识点，掌握考试重点和难点，为学生提供全面、系统、实用的考试辅导，提高解题能力和应试能力。

本书的特点是注重实用性和针对性。在编写过程中，我们充分考虑了中职学生的实际情况和需求，以简明易懂的语言和生动形象的实例，对知识点进行深入浅出的讲解。同时，我们还根据考试大纲的要求，采用思维导图对每个知识点进行了梳理及详细的解析和说明，帮助学生更好地理解和掌握相关知识点。

本书的内容包括学前儿童生理特点及卫生保健、生长发育及健康评价、营养与膳食卫生、常见疾病及预防、意外事故的预防及急救、心理健康，以及托幼园所的卫生保健制度和环境卫生等。在每个章节中，我们首先介绍了复习目标、重点难点、考点分析、知识点梳理、课时考点分析，然后通过课堂练习、课后精练以及单元自测等方式，帮助学生加深对知识点的理解和掌握。同时，我们还提供了大量的参考答案和解析，方便学生自我检测和巩固所学知识。

总之，《学前儿童卫生与保健一本通》是一本实用的考试辅导书。本书不仅适用于中职学生的考试辅导，也适用于其他相关人员的学习和参考。我们希望通过本书的帮助，学生能更好地理解和掌握学前儿童卫生与保健学知识，为未来的学习和工作打下坚实的基础。

目 录

第一章 学前儿童生理特点及卫生保健 ... 1
第一节 奇妙的人体 ... 2
第二节 学前儿童生理特点及卫生保健 ... 7

第二章 学前儿童的生长发育及健康评价 ... 50
第一节 学前儿童的生长发育 ... 51
第二节 学前儿童的健康检查及生长发育评价 ... 57

第三章 学前儿童的营养与膳食卫生 ... 67
第一节 学前儿童的营养卫生 ... 68
第二节 学前儿童膳食的配制及饮食卫生 ... 75

第四章 学前儿童常见疾病及预防 ... 86
第一节 学前儿童常见传染病及预防 ... 87
第二节 学前儿童常见非传染性疾病及预防 ... 94

第五章 学前儿童意外事故的预防及急救 ... 105
第一节 意外事故预防和安全教育 ... 107
第二节 常用的急救技术 ... 112
第三节 常用的护理技术 ... 118

第六章 学前儿童的心理健康 ... 128
第一节 学前儿童心理健康的标志 ... 129

第二节　学前儿童常见的心理卫生问题 …………………………………… 132
　　第三节　学前儿童心理健康教育 …………………………………………… 137

第七章　托幼园所的卫生保健制度 …………………………………………… 147
　　第一节　托幼园所的生活制度 ……………………………………………… 148
　　第二节　托幼园所常见的其他卫生保健制度 ……………………………… 158

第八章　托幼园所的环境卫生 …………………………………………………… 170
　　第一节　托幼园所物质环境的创设 ………………………………………… 171
　　第二节　托幼园所精神环境的创设 ………………………………………… 178

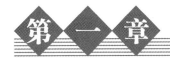

学前儿童生理特点及卫生保健

复习目标

1. 了解学前儿童卫生保健的概念。
2. 了解人体的基本形态、基本结构、基本生理特征和生理功能调节。
3. 掌握学前儿童八大系统和感觉器官的特点及卫生保健要求。

重点难点

1. 掌握学前儿童八大系统和感觉器官的特点。
2. 掌握学前儿童八大系统和感觉器官的卫生保健要求。

考点分析

本章在学业水平考试中占比20%，共计50分。本章的学习重点是学前儿童八大系统和感觉器官的生理特点及卫生保健要求，这部分内容是本书的理论基础，后面我们要学习的很多知识，例如营养、疾病、急救、护理等都要通过本章的知识来理解。这一章理解透彻了，将为后面的学习打下良好的基础。人体各系统的生理特点抽象难懂，学生理解学前儿童的生理特点，并以此为基础理解学前儿童的卫生保健是本书的学习难点，也是学习重点。

本章思维导图

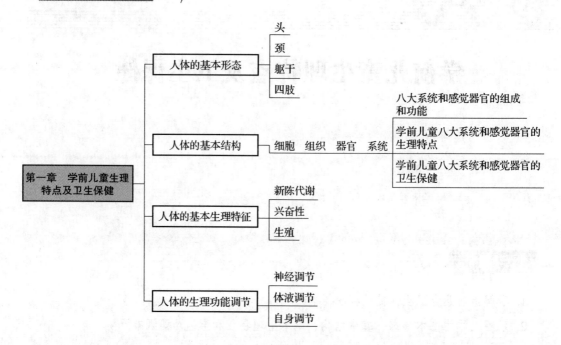

第一节 奇妙的人体

课时考点分析

本节介绍了人体的基本形态、基本结构、人体的基本生理特征和生理功能调节,让学生从宏观和微观角度认识人体是一个复杂的统一有机体。这节的内容为了解层次,只有判断题和选择题两种题型。本节试题考查形式单一,分值较小。

知识梳理

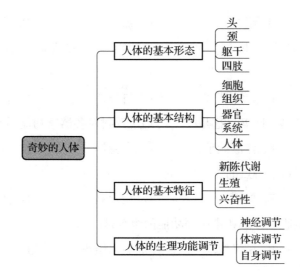

课堂练习

一、选择题

1. 以下器官位于胸腔的是(　　)。

   A. 肺　　　　B. 胃　　　　C. 肝　　　　D. 肾

2. 大腿和小腿相连的前面叫(　　)。

   A. 肘　　　　B. 膝　　　　C. 腘　　　　D. 踝

3. 人体是复杂的统一有机体，构成人体结构和功能的基本单位是(　　)。

   A. 细胞　　　B. 组织　　　C. 器官　　　D. 系统

4. 人体内由许多形态和功能相似的细胞及其细胞间质构成的结构称为(　　)。

   A. 细胞　　　B. 组织　　　C. 器官　　　D. 系统

5. 不同的组织发育分化并相互结合构成具有特定结构和特定功能的结构为(　　)。

   A. 细胞　　　B. 组织　　　C. 器官　　　D. 系统

6. 脂肪组织、软骨组织、血液、淋巴等属于(　　)。

   A. 上皮组织　B. 结缔组织　C. 肌肉组织　D. 神经组织

7. 下列结构中，不属于器官的是(　　)。

   A. 肾　　　　B. 心肌　　　C. 肝　　　　D. 气管

8. 下列属于器官的结构是(　　)。

   A. 骨骼肌　　B. 血液　　　C. 脂肪　　　D. 胃

9. 在人体内由若干功能和结构相近的器官，共同执行某一完整的生理功能的结构称为（　　）。

　　A. 细胞　　　　B. 组织　　　　C. 器官　　　　D. 系统

10. 人体有完整的调节机制，下列生理功能调节方式通过激素来进行调节的是（　　）。

　　A. 神经调节　　B. 体液调节　　C. 自身调节　　D. 内分泌

11. 手碰到火苗会迅速回缩，这是（　　）通过反射对各器官功能活动的调节。

　　A. 神经调节　　B. 体液调节　　C. 自身调节　　D. 环境调节

12. 下列不是神经调节特点的是（　　）。

　　A. 迅速　　　　B. 局限　　　　C. 广泛　　　　D. 短暂

13. 具有保护、吸收、分泌和排泄等功能的组织是（　　）。

　　A. 上皮组织　　B. 结缔组织　　C. 肌肉组织　　D. 神经组织

二、判断题

1. 学前儿童卫生保健是一门研究如何保护和增进学前儿童生长发育的学科。（　　）

　　A. 正确　　　　B. 错误

2. 人体从外形上可分为头、躯干和四肢三部分。（　　）

　　A. 正确　　　　B. 错误

3. 系统是人体形态、结构、生理功能与生长发育的基本单位。（　　）

　　A. 正确　　　　B. 错误

4. 人体的组织根据形态功能的不同，可分为上皮组织、结缔组织、肌肉组织和神经组织四大类。（　　）

　　A. 正确　　　　B. 错误

5. 器官是指不同细胞经发育分化，并相互结合构成特定形态和特定功能的结构。（　　）

　　A. 正确　　　　B. 错误

6. 口腔、咽、食管、胃、小肠、大肠、肛门、肝、胆、胰等器官，对食物有不同的消化和吸收作用，它们结合在一起共同完成人体内完整的消化、吸收功能，形成消化系统。（　　）

　　A. 正确　　　　B. 错误

7. 新陈代谢是人体与外界环境之间的物质和能量的交换，以及人体内物质和能量的转化过程，也是人体自我更新的过程。（　　）

　　A. 正确　　　　B. 错误

8. 新陈代谢包括同化作用和异化作用。成年人的同化作用和异化作用大体上相平衡，学前儿童正处于生长发育期，一般异化作用大于同化作用。（   ）

   A. 正确　　　　　　B. 错误

9. 同化作用是指机体把自身的物质不断进行分解，把分解产生的废物排出体外，并在物质分解时释放能量，供机体生命活动的需要。（   ）

   A. 正确　　　　　　B. 错误

10. 人体有完整的调节机制，人体的生理功能调节主要包括神经调节、体液调节和自身调节三个方面。（   ）

    A. 正确　　　　　　B. 错误

课后精练

一、选择题

1. 以下器官位于腹腔的是（   ）。

   A. 肺　　　　B. 心　　　　C. 气管　　　　D. 肾

2. 小腿和足相连处叫（   ）。

   A. 足弓　　　　B. 膝　　　　C. 腕　　　　D. 踝

3. 受刺激后能产生兴奋并传导兴奋，对人体的各种生理功能具有调节作用的是（   ）。

   A. 上皮组织　　B. 结缔组织　　C. 肌肉组织　　D. 神经组织

4. 能够通过收缩舒张完成各种运动的是（   ）。

   A. 上皮组织　　B. 结缔组织　　C. 肌肉组织　　D. 神经组织

5. 下列不属于上皮组织的功能的是（   ）。

   A. 吸收作用　　B. 兴奋作用　　C. 排泄作用　　D. 保护、分泌作用

6. 结缔组织不包括（   ）。

   A. 脂肪　　　　B. 血液　　　　C. 淋巴　　　　D. 腺上皮

7. 人体具有新陈代谢、兴奋性、生殖等生理特征，其中（   ）是其他基本特征的基础。

   A. 新陈代谢　　B. 兴奋性　　C. 生殖遗传　　D. 生长发育

8. 通过反射对各器官功能活动进行调节的是（   ）。

   A. 神经调节　　B. 体液调节　　C. 自身调节　　D. 内分泌

9. 人体的八大系统不包括（   ）。

   A. 血液系统　　B. 循环系统　　C. 运动系统　　D. 消化系统

10. 下列关于人体的基本生理特征说法错误的是（　　）。

　　A. 新陈代谢是生命存在的必要条件

　　B. 生殖是人体其他基本生理特征的基础

　　C. 新陈代谢是人体与外界环境之间的物质和能量的交换

　　D. 新陈代谢是人体自我更新的过程

11. （　　）是一门研究如何保护和增进学前儿童健康的学科。

　　A. 学前儿童活动教程　　　　　　　B. 学前儿童心理学

　　C. 学前儿童卫生保健　　　　　　　D. 学前儿童教育心理学

12. 人体的结构由表及里可分为（　　）。

　　A. 皮肤、肌肉、骨骼　　　　　　　B. 肌肉、骨骼、皮肤

　　C. 肌肉、骨骼、脂肪　　　　　　　D. 皮肤、骨骼、肌肉

13. 学前儿童处于生长发育期，一般来说同化作用（　　）异化作用。

　　A. 小于　　　　B. 大于　　　　C. 等于　　　　D. 不确定

14. 下列关于细胞的说法，错误的是（　　）。

　　A. 细胞能进行一切生命活动

　　B. 人体细胞的形态是不一样的

　　C. 细胞由细胞膜、细胞质、细胞核三部分组成

　　D. 体内含量最高的四种化学元素是钙、铁、锌、钠

二、判断题

1. 脑颅里有颅腔，颅腔内有脑，躯干内有体腔，容纳着许多内脏器官。（　　）

　　A. 正确　　　　B. 错误

2. 人体是复杂的统一有机体，构成人体的基本单位是细胞间质。（　　）

　　A. 正确　　　　B. 错误

3. 组织是人体内由许多形态和功能相似的细胞和细胞间质组成的结构。（　　）

　　A. 正确　　　　B. 错误

4. 心脏是呼吸系统中的一个器官，其心腔的内皮由上皮组织构成，心壁则主要由心肌组成，还含有一些结缔组织和神经组织。（　　）

　　A. 正确　　　　B. 错误

5. 在人体内，若干功能和结构相近的组织，共同执行某一完整的生理功能而组成系统。（　　）

　　A. 正确　　　　B. 错误

6. 新陈代谢是生命存在的必要条件，也是各细胞、组织、器官生理活动的基础。（　　）

　　A. 正确　　　　B. 错误

7. 异化作用是指人体不断从外界环境摄取营养物质，把它转化成机体自身的物质并储存能量。（　　）

　　A. 正确　　　　B. 错误

8. 学前儿童卫生保健是一门研究如何保护和增进学前儿童心理健康的学科。（　　）

　　A. 正确　　　　B. 错误

第二节　学前儿童生理特点及卫生保健

课时考点分析

本节引导学生认识人体八大系统和感觉器官的组成、功能，重点掌握学前儿童八大系统和感觉器官的生理特点，进而懂得如何对学前儿童进行卫生保健，以保护和增进学前儿童的健康。这节课的内容是重点也是难点，考查形式多样，有选择题、判断题、简答题、论述题、案例分析题等多种题型，考查内容细且多，分值高。

知识梳理

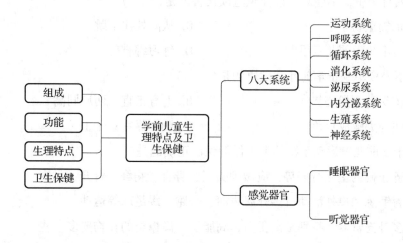

运动系统

课堂练习

一、选择题

1. 学前儿童骨骼最主要的特征是(　　)。
   A. 骨的化学成分与成人不同　　B. 骨的硬度大
   C. 容易骨折　　D. 骨骼中含无机物较多

2. 学前儿童脊柱、骨盆和腕骨等部分，到(　　)岁左右才能全部钙化。
   A. 8　　B. 10　　C. 20　　D. 25

3. 学前儿童的胸骨尚未完全结合，胸骨的结合要在(　　)岁才能完成。
   A. 8　　B. 10　　C. 20~21　　D. 20~25

4. 关于学前儿童运动系统的特点说法不正确的是(　　)。
   A. 由骨、骨连接、骨骼肌组成　　B. 有保护、支持、运动等功能
   C. 骨骼比较柔软，软骨多　　D. 关节稳定性较好

5. 下列有关学前儿童肌肉的特点描述错误的是(　　)。
   A. 力量和耐力不足　　B. 易疲劳和损伤
   C. 协调性较差　　D. 疲劳不易恢复

6. 有关学前儿童脊柱生理弯曲描述错误的是(　　)。
   A. 2~3个月婴儿开始出现颈曲　　B. 6~7个月婴儿出现胸曲
   C. 10~12个月婴儿出现腰曲　　D. 婴儿出生后开始形成骶曲

7. 下列行为中，不会对学前儿童造成伤害的是(　　)。
   A. 帮忙提重物　　B. 从高处往下跳
   C. 用力牵拉学前儿童手臂　　D. 练习绑鞋带

8. 以下坐姿不利于学前儿童健康的是(　　)。
   A. 身体保持自然姿势　　B. 上身正直、两肩同高
   C. 小腿与大腿成直角　　D. 胸部靠在桌子上

9. 关于学前儿童运动系统的卫生保健说法正确的是(　　)。
   A. 培养正确的坐立行姿势，应做到头正、身直、胸舒、臂开、足安
   B. 体育锻炼和户外活动可多开展拔河、长跑、踢足球等运动
   C. 要多补充营养，特别是高蛋白、高脂肪、高糖类的食物要多一些
   D. 衣服要宽松肥大，鞋子也要宽大一些

10. 适当接收阳光的照射，可以促使身体产生(　　)，可达到预防佝偻病的效果。

A. 维生素 A　　　B. 维生素 B　　　C. 维生素 C　　　D. 维生素 D

二、判断题

1. 运动系统由骨、骨连接和骨骼肌组成，构成人体的轮廓，具有保护、支持、运动等功能。(　　)

A. 正确　　　　　B. 错误

2. 学前儿童的骨骼比较柔软，软骨多，骨骼中含有机物较多，无机物较少，骨弹性小而硬度大，不易骨折，但受压后容易弯曲变形。(　　)

A. 正确　　　　　B. 错误

3. 学前儿童的骨髓全是黄骨髓，具有造血功能。(　　)

A. 正确　　　　　B. 错误

4. 学前儿童手腕的负重能力差，要注意不要让学前儿童提较重的物品，要经常长时间让学前儿童用手做各种精细动作，如写字、画画等。(　　)

A. 正确　　　　　B. 错误

5. 脊柱生理弯曲正在逐渐形成，随着学前儿童的生长发育，从抬头、坐立到行走时才初步形成脊柱的四个生理弯曲，并在行走后逐渐被固定，到10岁脊柱才最后定型。(　　)

A. 正确　　　　　B. 错误

6. 足骨依靠坚强的韧带连接起来，形成突面向上的足弓。足弓具有弹性，可以缓冲行走时对身体所产生的震荡，还可以保护足底的血管和神经免受压迫。(　　)

A. 正确　　　　　B. 错误

7. 不良体态如驼背、严重脊柱侧弯等，会使学前儿童胸廓畸形，脊柱变形，影响学前儿童健康。(　　)

A. 正确　　　　　B. 错误

8. 蛋白质、钙、磷、维生素D都能促进骨的钙化和肌肉的发育，只要有充足的营养，学前儿童的运动系统就可以正常生长发育。(　　)

A. 正确　　　　　B. 错误

9. 学前儿童要注意着装，衣服和鞋子应尽量宽松，以免影响血液循环。(　　)

A. 正确　　　　　B. 错误

10. 女孩不宜从高处向硬的地面上跳，以免髋骨、耻骨和坐骨发生觉察不到的移位，影响骨盆发育和成年后的生育功能。(　　)

A. 正确　　　　　B. 错误

课后精练

一、选择题

1. 下列有关学前儿童的骨骼特点描述错误的是(　　)。
   A. 学前儿童时期的腕骨都是软骨,在10岁左右才能全部钙化
   B. 某些疾病及不正确的坐姿会影响学前儿童胸骨的正常发育
   C. 学前儿童骨盆发育尚未定型,要注意避免意外事故损伤骨盆
   D. 学前儿童过于肥胖,走路、直立时间过长或负重过度,易形成扁平足

2. 要避免学前儿童从高处向硬的地面上跳,特别是女孩子,主要是因为(　　)。
   A. 骨盆还未定型　　　　　　B. 骨骼肌容易疲劳
   C. 容易形成扁平足　　　　　D. 关节灵活性好

3. 学前儿童关节的灵活性与柔韧性明显超过成人,关节的牢固性较差,在外力作用下容易发生脱臼,是因为(　　)。
   ①关节窝较浅②关节附近的韧带较松③肌肉纤维比较细长④软骨多⑤骨的弹性大
   A. ①②③　　　B. ③④⑤　　　C. ①③⑤　　　D. ②③④

4. 学前儿童形成扁平足的原因是(　　)。
   ①过胖②走路、站立时间过长③负重过度④关节灵活⑤软骨多,弹性大
   A. ①②③　　　B. ③④⑤　　　C. ①③⑤　　　D. ①②④

5. 3~4岁的学前儿童,走路虽然很稳,但拿筷子就显得很吃力,握笔画一条直线也不容易,对于上述现象的原因描述错误的是(　　)。
   A. 大肌肉群发育较早,小肌肉群发育较晚
   B. 神经系统发育不够完善
   C. 肌肉的力量和协调性较差
   D. 新陈代谢比较旺盛,氧气供应充足

6. 有关学前儿童脊柱生理弯曲的形成过程中,与婴儿开始站立行走相适应的是(　　)。
   A. 骶曲　　　　B. 腰曲　　　　C. 胸曲　　　　D. 颈曲

7. 下列关于学前儿童运动系统的特点描述不正确的是(　　)。
   A. 骨骼肌易疲劳且恢复慢　　　B. 柔软的骨弹性大
   C. 灵活的关节易脱臼　　　　　D. 骨骼肌易疲劳但恢复快

8. 为防止骨骼变形,形成良好体态,以下做法错误的是(　　)。
   A. 学前儿童不宜过早坐、站,宜睡软床和沙发

B. 托幼园所应配备与学前儿童身材适合的桌椅

C. 教师随时纠正学前儿童坐、立、行中的不正确姿势

D. 教师为学前儿童做出榜样

9. 下列关于体育锻炼和户外活动对学前儿童运动系统的作用不包括(　　)。

A. 促进新陈代谢，加速血液循环　　　B. 使肌肉更健壮有力

C. 使身体长高，使骨变脆　　　　　　D. 增强机体的抵抗力，预防佝偻病

10. 根据学前儿童的年龄特点，适合学前儿童的运动方式是(　　)。

A. 拔河　　　　B. 长跑　　　　C. 足球比赛　　　　D. 跳绳

11. 下列有关运动系统的卫生保健描述错误的是(　　)。

A. 培养正确的坐立行走姿势　　　　　B. 合理参加户外活动，增强机体抵抗力

C. 外出游玩时行走时间不要过长　　　D. 让学前儿童少晒太阳

二、判断题

1. 新生儿时期的腕骨都是软骨，随着年龄的增长，腕骨逐渐钙化，到18岁左右才能全部钙化。(　　)

A. 正确　　　　B. 错误

2. 在学前儿童整个发育时期，都要注意培养学前儿童良好的体姿，预防脊柱变形，因为脊柱要到10岁才最后固化定型。(　　)

A. 正确　　　　B. 错误

3. 正确的行姿是：走路时，挺胸抬头，双眼平视前方，不弯腰驼背，不乱晃身子。(　　)

A. 正确　　　　B. 错误

4. 体育锻炼和户外活动可促进全身的新陈代谢，加速血液循环，使肌肉更健壮有力，刺激骨的生长，使身体长高，并促进骨中无机盐的积淀，使骨更坚硬。(　　)

A. 正确　　　　B. 错误

5. 学前儿童要尽量多接收阳光的照射，可使身体产生维生素D，以预防佝偻病。(　　)

A. 正确　　　　B. 错误

三、简答题

1. 学前儿童运动系统的特点有哪些？

2. 学前儿童运动系统的卫生保健有哪些内容？

呼吸系统

课堂练习

一、选择题

1. 既是呼吸系统主要器官，又是气体交换的主要场所的是(　　)。

   A. 鼻　　　　　　B. 咽　　　　　　C. 喉　　　　　　D. 肺

2. 保护肺的第一道防线是(　　)。

   A. 口腔　　　　　B. 鼻　　　　　　C. 咽　　　　　　D. 喉

3. 消化道和呼吸道的共同通道是(　　)。

   A. 口腔　　　　　B. 鼻　　　　　　C. 咽　　　　　　D. 喉

4. 下列关于学前儿童喉的说法不正确的是(　　)。

   A. 喉是呼吸道最狭窄的部分

   B. 喉是发音器官

   C. 声带坚韧，声门肌肉不易疲劳

   D. 喉炎时易发生梗阻而致吸气性呼吸困难

5. 学前儿童气管易感染而发炎肿胀，引起呼吸困难，下列无关的因素是(　　)。

   A. 管腔狭窄　　　　　　　　　　B. 管壁和软骨柔软，缺乏弹性组织

   C. 纤毛运动差，黏液分泌少　　　D. 左侧支气管较直

6. 下列有关学前儿童肺的特点描述错误的是(　　)。

   A. 学前儿童年龄越小，呼吸频率越慢

   B. 学前儿童肺组织发育尚未完善，肺泡数量少，弹力组织发育较差

   C. 学前儿童肺含气量少而含血量多，容易发生感染

   D. 学前儿童肺部发炎时，易引起间质性炎症、肺不张及坠积性肺炎

7. 下列有关呼吸道卫生保健的描述错误的是(　　)。

   A. 擤鼻涕要把鼻孔全捂上使劲地擤

   B. 学前儿童唱歌音调不要过高或过低

   C. 学前儿童不宜食用汤圆、果冻等

D. 学前儿童不宜玩小物件、花生、瓜子等

8. 以下做法有益于健康的是(　　)。

A. 用鼻呼吸　　　B. 用手挖鼻孔　　　C. 用力擤鼻涕　　　D. 用被子蒙头睡觉

9. 严防异物进入呼吸道，下列做法不合理的是(　　)。

A. 培养学前儿童安静进餐的习惯

B. 年龄小的孩子吃东西不能整吞

C. 让学前儿童玩扣子、硬币、玻璃球、豆类等小东西

D. 教育学前儿童不要把小物件和花生、瓜子等放入鼻孔

二、判断题

1. 学前儿童鼻泪管短，鼻部炎症会影响耳、咽、眼等，易引起中耳炎、泪囊炎、扁桃体炎等。(　　)

A. 正确　　　　　B. 错误

2. 学前儿童气管位置较高，左侧支气管较直，支气管异物以左侧多见。(　　)

A. 正确　　　　　B. 错误

3. 组织学前儿童进行体育锻炼如做体操、跑步时，应注意配合动作，自然而正确地加深呼吸，使肺部充分吸进二氧化碳，排出氧气。(　　)

A. 正确　　　　　B. 错误

4. 人体不断吸入氧气、呼出二氧化碳的过程，称为呼吸，呼吸是通过呼吸运动完成的。(　　)

A. 正确　　　　　B. 错误

5. 鼻、咽、喉被称为上呼吸道，气管、支气管则被称为下呼吸道。(　　)

A. 正确　　　　　B. 错误

6. 鼻腔内的鼻毛和鼻黏膜分泌的黏液能阻挡、吸附灰尘和细菌，对吸入的空气有湿润和加温的作用。(　　)

A. 正确　　　　　B. 错误

课后精练

一、选择题

1. 关于学前儿童呼吸系统特点说法错误的是(　　)。

A. 鼻腔窄小，鼻毛细致，鼻泪管短

B. 咽部相对狭小且垂直，咽鼓管较短

C. 喉腔狭窄，喉骨柔软，黏膜柔嫩，血管和淋巴组织丰富

D. 气管管腔狭窄，管壁和软骨柔软，纤毛运动强，黏液分泌多

2. 学前儿童呼吸道感染后更容易并发中耳炎的主要原因是（   ）。

A. 鼻泪管短　　　　B. 咽鼓管短　　　　C. 咽部狭小　　　　D. 鼻腔窄小

3. 下列关于学前儿童肺的说法错误的是（   ）。

A. 是呼吸系统的主要器官，气体交换的场所

B. 肺组织发育不完善，肺泡数量少

C. 间质发育好，血管丰富

D. 含血量较少而含气较多

4. 经常参加体育锻炼和户外活动也无法做到的是（   ）。

A. 加强学前儿童呼吸肌的力量　　　　B. 促进胸和肺的正常发育，增加肺活量

C. 增强机体的抵抗力　　　　　　　　D. 杜绝呼吸道疾病

5. 说话、唱歌主要是声带及肺的活动，下列保护声带的做法中不恰当的是（   ）。

A. 选择适合学前儿童音域特点的歌曲和朗读材料

B. 要适当安排休息，以防声带过分疲劳

C. 鼓励学前儿童尽量大声唱歌

D. 教会学前儿童听到过大的声音捂耳或张口

二、判断题

1. 与成人相比，学前儿童鼻、咽、喉、气管、支气管的管腔均较狭窄。（   ）

A. 正确　　　　B. 错误

2. 学前儿童呼吸表浅，呼吸量少，年龄越小，呼吸频率越慢，新生儿易出现呼吸节律不齐、间歇呼吸及呼吸暂停等现象。（   ）

A. 正确　　　　B. 错误

3. 擤鼻涕时用力过大，就可能把鼻腔里的细菌挤到中耳、眼、鼻里，引起中耳炎、鼻泪管炎、鼻窦炎等疾病。（   ）

A. 正确　　　　B. 错误

4. 新鲜的空气中病菌少，且含有充足的二氧化碳，能促进人体的新陈代谢，有利于学前儿童呼吸系统健康。（   ）

A. 正确　　　　B. 错误

5. 咽是呼吸道和消化道的共同通道，与鼻腔、口腔、喉腔相通。（   ）

A. 正确　　　　B. 错误

6. 鼻咽部通过咽鼓管与中耳鼓室相通，因此，鼻咽部炎症可通过咽鼓管进入中耳，引起中耳炎。（　　）

　　A. 正确　　　　　　B. 错误

7. 学前儿童喉腔狭窄，喉骨柔软，黏膜柔嫩，血管和淋巴组织丰富，有炎症时易发生梗阻而致吸气性呼吸困难。（　　）

　　A. 正确　　　　　　B. 错误

8. 学前儿童肺组织发育尚未完善，肺泡数量少，但是间质发育良好，血管组织丰富，因此，肺含气量多，含血量少，容易感染。（　　）

　　A. 正确　　　　　　B. 错误

9. 学前儿童需氧量相对成人多，但呼吸中枢发育不够完善，呼吸表浅，肺容量相对较小，每次呼吸量少，因此，学前儿童年龄越小，呼吸频率越快才越能满足机体需要。（　　）

　　A. 正确　　　　　　B. 错误

三、简答题

1. 学前儿童呼吸系统的特点有哪些？

2. 学前儿童呼吸系统的卫生保健有哪些内容？

循环系统

课堂练习

一、选择题

1. 下列有关血液成分的功能描述错误的是（　　）。

　　A. 血浆主要运输养料和代谢废物　　　B. 红细胞只能运输氧气

　　C. 白细胞能吞噬病菌，有防御作用　　D. 血小板有止血和凝血作用

2. 学前儿童血液中血浆含水分较多，含凝血物质较少，因此，出血时血液凝固得较慢，学前儿童血液凝固需（　　）分钟。

　　A. 8～10　　　　B. 4～6　　　　C. 3～4　　　　D. 2～3

3. 下列关于血液循环系统的说法不正确的是(　　)。

A. 血液循环系统由血液、心脏和血管组成

B. 血液具有运输、保护、防御等作用

C. 心脏是血液循环的动力器官

D. 血管有两种，即动脉和静脉

4. (　　)的主要功能是运输氧气和二氧化碳。

A. 红细胞　　　B. 白细胞　　　C. 血小板　　　D. 淋巴细胞

5. 下列器官中不属于淋巴系统的是(　　)。

A. 松果体　　　B. 扁桃体　　　C. 淋巴结　　　D. 脾

6. 组织体育锻炼时，下面做法不恰当的是(　　)。

A. 每天有体育活动时间

B. 运动前做好准备活动，结束时做整理活动

C. 运动后立刻喝大量的水补充

D. 生病发烧时卧床休息

7. 对学前儿童的生长发育和消除疲劳都有良好作用的特点是(　　)。

A. 血浆中含凝血物质较少　　　B. 中性粒细胞较少

C. 血液在体内循环一周的时间短　　　D. 血压低

8. 5~6岁学前儿童的心率约(　　)次/分钟。

A. 140　　　B. 110　　　C. 95　　　D. 72

9. (　　)和叶酸能促进红细胞的成熟，人体若缺少会导致营养性巨幼红细胞贫血。

A. 维生素 A　　　B. 维生素 B12

C. 维生素 C　　　D. 维生素 D

10. 下列有关预防动脉硬化的描述中错误的是(　　)。

A. 预防动脉硬化应该从学前儿童开始

B. 饮食应该少盐、口味清淡

C. 注意控制胆固醇和饱和脂肪酸的摄入量

D. 动脉硬化是老年病，学前儿童无须关注

二、判断题

1. 学前儿童血液量相对成人较少，这对学前儿童的生长发育是有利的。(　　)

A. 正确　　　B. 错误

2. 学前儿童血液中的中性粒细胞较多，抵抗疾病能力较差，易感染疾病。(　　)

A. 正确　　　B. 错误

3. 心脏是血液循环的动力器官，学前儿童心脏比例相对成人较小，心脏排出血量少。（ ）

　　A. 正确　　　　　　B. 错误

4. 学前儿童年龄越小，心率越快，且不稳定，16岁左右才较稳定，心率易受内外因素的影响。（ ）

　　A. 正确　　　　　　B. 错误

5. 学前儿童血管内径相对较成人粗，血流量大，供氧充足。（ ）

　　A. 正确　　　　　　B. 错误

6. 学前儿童血管壁薄，弹性小，心脏收缩力较弱，心脏排出血量较少，动脉管径较大，因此学前儿童年龄越小，血压越低。（ ）

　　A. 正确　　　　　　B. 错误

7. 学前儿童淋巴系统发育较慢，常有淋巴结肿大和扁桃体发炎的现象，托幼园所应经常检查学前儿童的淋巴结及扁桃体。（ ）

　　A. 正确　　　　　　B. 错误

8. 学前儿童生长发育迅速，血液总量增加较快，因而所需补充的造血原料也相应较多，因此，要注意保证营养防止贫血。（ ）

　　A. 正确　　　　　　B. 错误

9. 维生素B12和叶酸虽然不是直接的造血原料，但它们与红细胞的发育成熟有关，缺乏会导致缺铁性贫血。（ ）

　　A. 正确　　　　　　B. 错误

10. 在组织学前儿童一日活动时，要注意动静交替，劳逸结合，保持学前儿童精神紧张状态，使心脏保持正常的功能。（ ）

　　A. 正确　　　　　　B. 错误

11. 如果学前儿童运动量过大，使心跳太快，反而会减少每次心跳的血液输出量，表现为面色苍白、心慌、恶心、大汗，严重时会晕厥。（ ）

　　A. 正确　　　　　　B. 错误

12. 如果运动时出汗过多，可让学前儿童喝大量的淡盐开水，以维持体内无机盐的平衡。（ ）

　　A. 正确　　　　　　B. 错误

13. 窄小的衣服会影响血液的流动和养料、氧气的供给，因此学前儿童的衣服应尽量宽松，以保证血液循环的畅通。（ ）

　　A. 正确　　　　　　B. 错误

14. 预防动脉硬化关键在一个"早"字，帮助学前儿童形成有利于健康的饮食习惯非常重要。（ ）

  A. 正确   B. 错误

课后精练

一、选择题

1. 下列不属于血液循环系统的结构是（ ）。

  A. 心脏   B. 血管   C. 血液   D. 甲状腺

2. 下列有关学前儿童血液循环系统的描述错误的是（ ）。

  A. 学前儿童心肌薄弱、心腔小，心排出量少

  B. 学前儿童的血管内径相对成人细，心肌供血不足

  C. 学前儿童出血时，血液凝固比较慢

  D. 学前儿童血管比成年人短，血液循环一周所需时间短

3. 学前儿童出血时血液凝固得较慢的原因是（ ）。

  A. 血液相对成人较多   B. 血浆含水分较多，含凝血物质较少

  C. 红细胞含血红蛋白的数量较多   D. 中性粒细胞较少

4. 从血液的特点看，学前儿童抵抗疾病能力较差，更易感染疾病的原因是（ ）。

  A. 心率不稳定   B. 白细胞数量和成人接近

  C. 血压较低   D. 中性粒细胞较少

5. 由于神经调节不完善，学前儿童心脏收缩的节律不稳定，易受内外因素的影响，年龄越小，心率越快，且不稳定，到（ ）岁左右才较稳定。

  A. 10   B. 14   C. 16   D. 8

6. 给学前儿童测血压时应该在其绝对安静时进行，学前儿童年龄越小，血压越低，主要是因为学前儿童（ ）。

  A. 血液相对成人较多

  B. 血浆含水分较多，含凝血物质较少

  C. 红细胞含血红蛋白的数量较多

  D. 血管壁薄，弹性小，管径较大，心脏排出血量较少

7. 下列有关学前儿童体育锻炼的卫生保健描述错误的是（ ）。

  A. 学前儿童应避免长时间进行剧烈运动

  B. 学前儿童进行憋气活动可锻炼肺活量

C. 学前儿童剧烈运动时立即停止可能造成脑缺血晕厥

D. 学前儿童运动出汗过多可喝少量淡盐开水

8. 学前儿童淋巴系统发育较快，学前儿童期常有淋巴结肿大的现象，扁桃体在4~10岁发育达到高峰，而14~15岁就开始退化，下列关于学前儿童淋巴结和扁桃体的说法不正确的是(　　)。

A. 防御和保护机能比较显著

B. 都是淋巴器官

C. 能清除体内的微生物等有害物质

D. 扁桃体炎是学前儿童常见的疾病，手术摘除病灶最好

9. 饮食中缺乏维生素B12和叶酸最有可能导致(　　)。

A. 缺铁性贫血　　　　　　　　B. 营养性巨幼红细胞贫血

C. 再生障碍性贫血　　　　　　D. 地中海贫血

10. 组织学前儿童参加适合其年龄特点的体育锻炼和户外活动，对血液循环系统的好处在于(　　)。

①可促进血液循环②增强造血功能③使心肌粗壮结实，收缩力加强，提高心肌的工作能力④增强学前儿童心脏的功能，减少每次心跳的血液输出量⑤降低心肌的工作能力

A. ①②③　　　　B. ③④⑤　　　　C. ①③⑤　　　　D. ①②④

二、判断题

1. 学前儿童血液中血浆含水分较多，含凝血物质较少，因此，出血时血液凝固得较慢，需6~8分钟凝固。(　　)

A. 正确　　　　B. 错误

2. 学前儿童血液中红细胞含血红蛋白的数量较多，并具有强烈的吸氧性，这对学前儿童的生长发育是不利的。(　　)

A. 正确　　　　B. 错误

3. 学前儿童血管比成人短，血液在体内循环一周所需的时间短，对学前儿童生长发育和消除疲劳都有良好的作用。(　　)

A. 正确　　　　B. 错误

4. 学前儿童淋巴系统发育较快，淋巴结的防御和保护机能比较显著，表现为学前儿童时期常有淋巴结肿大的现象。(　　)

A. 正确　　　　B. 错误

5. 扁桃体炎是学前儿童常见的疾病，在对学前儿童进行晨、午检查时，应把扁桃体的检查作为重要内容之一，以便早发现异常，尽早进行治疗。(　　)

A. 正确　　　　　B. 错误

6. 合成血红蛋白需以铁和蛋白质为原料，因此应纠正学前儿童挑食、偏食的毛病，适当增加含铁和蛋白质较为丰富的食物，预防营养性巨幼红细胞贫血。（　　）

A. 正确　　　　　B. 错误

7. 应注意让学前儿童每天有体育活动时间，但对不同年龄、不同体质的学前儿童应安排不同时间、不同强度的活动，避免长时间的剧烈活动以及要求憋气的活动。（　　）

A. 正确　　　　　B. 错误

8. 剧烈运动后立刻喝大量的开水会造成过多的水分吸收入血液，不会增加心脏的负担。（　　）

A. 正确　　　　　B. 错误

9. 学前儿童养成按时睡觉的习惯，生病发烧时卧床休息均可以减轻心脏负担，因为安静时血流量比活动时少。（　　）

A. 正确　　　　　B. 错误

10. 某些药物和放射性污染危害学前儿童的造血器官，各种传染病也会引起其他各类疾病，要注意预防。（　　）

A. 正确　　　　　B. 错误

11. 学前儿童膳食胆固醇和饱和脂肪酸的摄入量要多一些，同时宜多调味，增加食欲。（　　）

A. 正确　　　　　B. 错误

12. 过度或突然的神经刺激，会影响学前儿童身体各器官的正常功能。（　　）

A. 正确　　　　　B. 错误

三、简答题

1. 学前儿童循环系统的特点有哪些？

2. 学前儿童循环系统的卫生保健有哪些内容？

消化系统

一、选择题

1. 混合食物的胃排空时间需要(　　)。
   A. 10 分钟左右　　　　　　　B. 2 小时左右
   C. 4~5 小时　　　　　　　　D. 5~6 小时

2. 唾液中含(　　)能帮助消化淀粉，杀灭口腔细菌，对胃黏膜有保护作用，是生命之津，要教育学前儿童不要随便吐唾液。
   A. 淀粉酶、蛋白酶　　　　　B. 蛋白酶、溶菌酶
   C. 淀粉酶、溶菌酶　　　　　D. 黏蛋白、胃液

3. 下列有关龋齿的描述错误的是(　　)。
   A. 学前儿童乳牙钙化程度低，耐酸性能差
   B. 学前儿童吃食物软、黏稠、糖分高，易产生酸
   C. 学前儿童唾液分泌少，自洁能力差，龋齿发病率高
   D. 恒牙比乳牙更易龋齿

4. 下列有关学前儿童行为正确的是(　　)。
   A. 用手擦嘴　　B. 用衣袖擦嘴　　C. 用纸巾擦嘴　　D. 用汤漱口

5. 学前儿童肝脏相对较大，占体重的(　　)。
   A. 2.8%　　　　B. 3.3%　　　　C. 4%　　　　D. 4.3%

6. 下列因素中与学前儿童消化能力较弱无关的因素是(　　)。
   A. 胃液分泌量较成人少且酶活力低　　B. 肝脏分泌的胆汁较少
   C. 胰腺分泌胰液及消化酶较少　　　　D. 唾液分泌较多

7. 学前儿童受饿容易发生低血糖的原因是(　　)。
   A. 肝脏相对较大　　　　　　B. 肝脏分泌的胆汁较少
   C. 糖原储存较少　　　　　　D. 解毒能力较差

8. 人体消化食物，吸收养料最重要的部分是(　　)。
   A. 食管　　　　B. 胃　　　　C. 小肠　　　　D. 大肠

9. 人体最大的消化腺是(　　)。
   A. 唾液腺　　　B. 胰腺　　　C. 肝脏　　　D. 胃腺

10. 以下不属于消化腺的是( )。

A. 唾液腺　　　B. 肝脏　　　C. 胰　　　D. 甲状腺

11. 下列关于学前儿童消化系统特点的说法不正确的是( )。

A. 食管纤弱易受损伤　　　　　B. 胃容量小

C. 肠的总长度相对比成人长　　D. 肝脏相对成人较小

12. 下列关于学前儿童消化系统卫生保健的说法正确的是( )。

A. 乳牙龋齿影响不大

B. 培养定时定量进餐的习惯

C. 饭前宜多运动，促进消化，增进食欲

D. 学龄期开始培养定时排便的习惯

13. 学前儿童预防便秘的方法不包括( )。

A. 组织学前儿童经常参加运动

B. 多吃蔬菜、水果，搭配着吃点粗粮，多喝开水

C. 定时排便

D. 多吃高蛋白、高脂肪的食物

二、判断题

1. 学前儿童2岁半左右出齐20颗乳牙，乳牙使用5~6年就会脱落换成恒牙。( )

A. 正确　　　B. 错误

2. 乳牙本质坚硬，但牙釉质薄，易生龋齿，从2岁开始即应养成早晚刷牙的习惯。( )

A. 正确　　　B. 错误

3. 学前儿童胃容量小，胃液分泌量较多且酶活性强，因此消化能力较好。( )

A. 正确　　　B. 错误

4. 学前儿童肠的总长度相对比成人短，但是肠黏膜发育较好，所以吸收能力比消化能力强。( )

A. 正确　　　B. 错误

5. 学前儿童肠的位置不稳定，结肠与后壁固定差，易发生肠套叠、脱肛等疾病。( )

A. 正确　　　B. 错误

6. 新生儿没有唾液腺，口腔干燥，3~6个月形成唾液腺并发育完善，但这时他们还没有吞咽大量唾液的习惯，唾液往往流到口腔外面，出现"生理性流涎"，随年龄增长可逐渐消失。( )

A. 正确　　　B. 错误

7. 乳牙钙化程度高，耐酸性能好，但是学前儿童唾液分泌少，自洁能力差，利于细菌生长，所以龋齿发病率高。（　　）

A. 正确　　　　　　B. 错误

8. 学前儿童应定期检查牙齿，最好每年检查一次，发现龋齿，及时进行适当处理。（　　）

A. 正确　　　　　　B. 错误

9. 要教会学前儿童刷牙的正确方法，选择头小且刷毛较硬、较密的儿童牙刷，顺着牙上下刷，从2岁开始即应养成早晚刷牙的习惯。（　　）

A. 正确　　　　　　B. 错误

10. 学前儿童要少吃含纤维素较多的食物，不吃过冷过热的食物，这样有利于保护牙齿。（　　）

A. 正确　　　　　　B. 错误

11. 学前儿童吸吮手指、托腮、咬下嘴唇、咬手指甲、咬其他硬物如铅笔和尺子等不良习惯都可能导致牙齿排列不齐。（　　）

A. 正确　　　　　　B. 错误

12. 饭前安排学前儿童进行室内较安静的活动能促进消化，有利于增进食欲。（　　）

A. 正确　　　　　　B. 错误

课后精练

一、选择题

1. 下列有关牙齿的描述错误的是（　　）。

A. 乳牙的发育开始于婴儿期4~10个月　　B. 6岁左右开始换牙

C. 乳牙可诱导恒牙的正常萌出　　　　　　D. 乳牙为20颗，恒牙有28~32颗

2. 食物在消化道中，被消化和吸收的主要部位是（　　）。

A. 食管　　　　B. 胃　　　　C. 小肠　　　　D. 大肠

3. 下列属于学前儿童溢奶主要原因的是（　　）。

A. 学前儿童食管呈漏斗状，弹性组织和肌肉组织发育不成熟

B. 婴儿胃呈水平状，胃容量较小

C. 学前儿童胃液分泌量较少且酶活力低，故消化能力弱

D. 学前儿童肠的蠕动能力差，乙状结肠和直肠相对较长，水分易被过度吸收

4. 下列有关学前儿童消化系统的特点描述错误的是(　　)。

A. 学前儿童的唾液腺在3~6个月发育完善，这时期容易产生"生理性流涎"

B. 学前儿童肝脏分泌胆汁较少，所以脂肪消化吸收能力差

C. 学前儿童胰液分泌较多，对淀粉类和脂肪类的消化能力强

D. 学前儿童肝脏功能不成熟，所以解毒能力差

5. 下列与学前儿童肝脏解毒功能有关的特点是(　　)。

A. 肝脏是人体最大腺体　　　　　　B. 胆汁分泌少

C. 肝脏相对成人较大　　　　　　　D. 肝细胞和肝功能不成熟

6. 下列有关保护牙齿的描述错误的是(　　)。

A. 学前儿童要少吃甜食，吃甜食后及时漱口或刷牙，并定期检查

B. 做好口腔卫生，首先要让学前儿童养成早晚刷牙、饭后漱口的习惯

C. 学前儿童应该吃含纤维素较少的蔬菜、水果、粗粮，防止塞牙

D. 不要让学前儿童吸吮手指、托腮、咬下嘴唇、咬指甲、咬其他硬物

7. 下列有关学前儿童消化系统的卫生保健描述错误的是(　　)。

A. 学前儿童要养成定时进餐的习惯

B. 学前儿童的饭菜要新鲜、营养、易消化

C. 学前儿童干饭难以下咽，可以用汤泡饭方式进食

D. 培养学前儿童养成定时排便的习惯

8. 良好的饮食卫生习惯包括(　　)。

①吃饭速度快②定量定时③不挑食、不偏食④饭前便后洗手⑤与同伴边吃边说笑

A. ①②⑤　　　B. ②③④　　　C. ①②③　　　D. ②④⑤

二、判断题

1. 乳牙萌出过程中，恒牙还没有发育，从6岁左右开始，乳牙先后脱落，恒牙才开始发育并长出来。(　　)

A. 正确　　　　　B. 错误

2. 学前儿童肝脏相对成人较大，糖原储存较多，解毒能力较差，严防食物中毒和药物中毒。(　　)

A. 正确　　　　　B. 错误

3. 学前儿童的食管比成人短而窄，管壁较薄，黏膜柔嫩，易受损伤。(　　)

A. 正确　　　　　B. 错误

4. 学前儿童胃容量较小，随着年龄的增长，胃容量逐渐扩大，婴儿胃呈水平位，当开始爬行时，其位置变为垂直。(　　)

A. 正确　　　　　B. 错误

5. 学前儿童胰腺发达,分泌胰液及消化酶较多,对淀粉类和脂肪类的消化能力较强,但极易受炎热天气及各种疾病影响而被抑制,导致消化不良。(　　)

　　A. 正确　　　　　B. 错误

6. 学前儿童胃黏膜血管丰富,胃壁肌肉发育不完善,伸展性和蠕动功能较差,胃液分泌量较成人少且酶活力低,因此消化能力较弱。(　　)

　　A. 正确　　　　　B. 错误

7. 做好口腔卫生首要的是让学前儿童养成早晚刷牙、饭后漱口的习惯。(　　)

　　A. 正确　　　　　B. 错误

8. 减少咀嚼是预防牙列畸形最有效、最自然的方法之一。(　　)

　　A. 正确　　　　　B. 错误

9. 应培养学前儿童细嚼慢咽、不吃汤泡饭、少吃零食及不挑食的好习惯。(　　)

　　A. 正确　　　　　B. 错误

10. 饭后宜活动以帮助消化食物,不宜立即午睡,最好组织学前儿童运动 30 分钟以上再入睡。(　　)

　　A. 正确　　　　　B. 错误

三、简答题

1. 学前儿童消化系统的特点有哪些?

2. 学前儿童消化系统的卫生保健有哪些内容?

排泄系统

课堂练习

一、选择题

1. 人体产生的代谢废物主要是通过(　　)的形式排出。

　　A. 汗液　　　　B. 气体　　　　C. 尿液　　　　D. 粪便

2. 泌尿系统的主要器官是(　　),是尿液形成的主要场所。

　　A. 肾脏　　　　B. 输尿管　　　C. 膀胱　　　　D. 尿道

3. 下列有关学前儿童泌尿系统描述错误的是(　　)。

A. 肾脏贮备能力差，调节机制不够成熟

B. 输尿管长而弯曲，易于扩张尿道造成尿潴留

C. 学前儿童膀胱主动控制排尿能力差，常有遗尿现象

D. 学前儿童尿道较长，容易发生上行性感染

4. 学前儿童皮肤的特点正确的是(　　)。

A. 皮肤面积相对成人较小　　　　B. 从毛孔蒸发的汗液是成人的 3 倍

C. 皮肤水分多，约占体内水分的 13%　　D. 皮肤薄嫩，偏酸性

5. 下列有关预防尿道感染的做法错误的是(　　)。

A. 睡前清洁阴部　　　　　　　　B. 不穿开裆裤

C. 晚上允许喝水　　　　　　　　D. 擦屁股由后往前擦

6. 保持皮肤的清洁，养成良好的卫生习惯不包括(　　)。

A. 每天擦洗身体裸露的部分　　　B. 洗手洗脸后护肤化妆

C. 手指甲剪成弧形，脚指甲剪平　　D. 不烫发，不戴首饰

7. 下列有关学前儿童衣着卫生要求的描述不合理的是(　　)。

A. 衣服应安全舒适，式样简单，便于穿脱

B. 注意内衣衣料要易于通风透气

C. 多使用防风防水的衣料

D. 平时着装不宜过多

二、判断题

1. 人体手掌和足底的皮肤最厚，眼皮等处的皮肤最薄。(　　)

A. 正确　　　　B. 错误

2. 学前儿童皮肤渗透性差，易中毒，因此要注意避免接触腐蚀性物品。(　　)

A. 正确　　　　B. 错误

3. 学前儿童肾脏还未发育完善，肾脏贮备能力差，调节机制不够成熟，排泄代谢废物能力还比较差，易出现不适现象。(　　)

A. 正确　　　　B. 错误

4. 学前儿童长时间憋尿难以及时清除废物，还容易发生泌尿道感染，养成及时排尿的习惯，有利于身体健康。(　　)

A. 正确　　　　B. 错误

5. 学前儿童输尿管短而直，易形成尿潴留及尿道感染。(　　)

A. 正确　　　　B. 错误

6. 女童尿道较短，黏膜薄嫩，尿道外口显露且接近肛门，易受细菌感染。（　　）

　　A. 正确　　　　　　B. 错误

7. 学前儿童膀胱肌肉层较厚，弹性组织发育良好，储尿功能好，排尿次数多，但是年龄小，主动控制排尿能力差，因此常有遗尿现象。（　　）

　　A. 正确　　　　　　B. 错误

8. 学前儿童神经系统对体温的调节不够稳定，所以学前儿童皮肤调节体温的能力较差。（　　）

　　A. 正确　　　　　　B. 错误

9. 学前儿童宜穿宽松肥大的衣服，有利于透气和方便穿脱。（　　）

　　A. 正确　　　　　　B. 错误

10. 保育员要频繁提醒学前儿童大量饮水，以减少泌尿系统感染。（　　）

　　A. 正确　　　　　　B. 错误

11. 学前儿童皮肤娇嫩，不宜使用成人的护肤品和化妆品，但可以烫发和戴首饰，以培养审美能力。（　　）

　　A. 正确　　　　　　B. 错误

课后精练

一、选择题

1. 下列有关学前儿童泌尿系统的特点描述错误的是（　　）。

A. 学前儿童泌尿系统处于生长发育中，不起作用和不成熟的肾单位较多

B. 学前儿童肾脏的储备能力差，调节机制不够成熟

C. 在喂养不当、疾病或应激状态下，易出现不适现象

D. 学前儿童患肾病后会损害肾功能，但不会影响肾脏发育

2. 下列有关学前儿童泌尿系统的描述错误的是（　　）。

A. 学前儿童输尿管长而弯曲，管壁肌肉弹力纤维发育差，易扩张尿道造成尿潴留

B. 女童尿道较长，黏膜薄嫩，尿道外口显露且接近肛门，易受细菌污染

C. 男童包皮藏垢后易引起上行性泌尿系统感染

D. 学前儿童膀胱肌肉层薄，弹性组织发育不完善，储尿功能较差

3. 学前儿童容易产生尿潴留或尿道感染的主要原因是（　　）。

A. 学前儿童输尿管长而弯曲

B. 学前儿童肾脏的贮备能力差，调节机制不成熟

C. 膀胱储尿功能差

D. 学前儿童尿道较短

4. 要培养学前儿童及时排尿的习惯，下列做法正确的是(　　)。

A. 频繁地让学前儿童排尿　　　　　B. 让学前儿童长时间憋尿

C. 让学前儿童长时间坐便盆　　　　D. 保证学前儿童充足饮水

5. 学前儿童容易患感冒与学前儿童皮肤的(　　)特点有关。

A. 皮肤面积相对较大　　　　　　　B. 皮肤保护功能差

C. 皮肤毛细血管丰富　　　　　　　D. 调节体温能力差

6. 下列有关学前儿童皮肤的描述不恰当的是(　　)。

A. 清洁的皮肤对人体有保护作用

B. 学前儿童皮肤调节体温的能力差

C. 坚持温水洗脸，提高皮肤调节体温的能力

D. 不穿透气性差、吸湿性差的衣服，预防皮肤病

7. 预防学前儿童泌尿道感染的做法不恰当的是(　　)。

A. 睡前清洗会阴部　　　　　　　　B. 配备专用的毛巾、脸盆

C. 穿开裆裤，防止尿裤子　　　　　D. 厕所、便盆要每天清洗消毒

二、判断题

1. 学前儿童患肾病后会暂时性地损害肾功能，治疗好了以后不会影响肾的生长发育。(　　)

A. 正确　　　　B. 错误

2. 学前儿童皮肤面积相对较小，从毛孔蒸发的汗液是成人的1.5倍。(　　)

A. 正确　　　　B. 错误

3. 在组织活动及睡觉之前均应提醒学前儿童排尿，让学前儿童频繁排尿，以防止遗尿。(　　)

A. 正确　　　　B. 错误

4. 对于有尿床习惯的学前儿童，要做好遗尿的防范工作，一旦发生尿床，应及时为学前儿童更换内裤，适当进行惩罚教育。(　　)

A. 正确　　　　B. 错误

5. 户外活动可使学前儿童接收阳光的照射和气温气流的刺激，从而提高学前儿童的耐寒和抗病能力。(　　)

A. 正确　　　　B. 错误

6. 对不同年龄的学前儿童和不同季节的衣着卫生应有不同的要求,年龄越小,体温调节能力越差,因此,既要注意防暑降温又要防寒保暖。(   )

    A. 正确   B. 错误

7. 尿液在肾内形成,通过输尿管流入膀胱暂时贮存,膀胱是主要的泌尿器官。(   )

    A. 正确   B. 错误

8. 学前儿童肾中不起作用和不成熟的肾单位较多,肾的贮备能力差,调节机制不够成熟,易出现不适现象。(   )

    A. 正确   B. 错误

9. 清洁的皮肤对人体有保护作用,所以要教育学前儿童养成爱清洁的习惯。(   )

    A. 正确   B. 错误

10. 加强三浴锻炼,坚持冷水洗脸,可增强人体对冷热变化的适应性。(   )

    A. 正确   B. 错误

11. 人体新陈代谢过程中的最终产物都由泌尿系统通过尿液排出体外,若肾功能发生障碍,代谢的终产物将积聚在体内,最终发展成尿毒症。(   )

    A. 正确   B. 错误

三、简答题

1. 学前儿童排泄系统的特点有哪些?

2. 学前儿童排泄系统的卫生保健有哪些内容?

内分泌系统

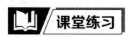

一、选择题

1. 人体最大的内分泌腺是(   )。

    A. 肝脏   B. 甲状腺   C. 胸腺   D. 垂体

2. 甲状腺激素的生理功能不包括(　　)。

　　A. 调节机体的新陈代谢　　　　　　B. 促进学前儿童的生长发育

　　C. 提高神经系统的兴奋性　　　　　D. 防止性早熟

3. 下列激素不属于垂体分泌的是(　　)。

　　A. 生长激素　　　B. 促甲状腺激素　　C. 促性腺激素　　　D. 甲状腺激素

4. 侏儒症和呆小症的不同点在于侏儒症患者(　　)。

　　A. 生长发育缓慢　　　　　　　　　B. 身材矮小

　　C. 性器官发育不全　　　　　　　　D. 智力一般正常

5. 下列关于生长激素的说法不正确的是(　　)。

　　A. 能调节其他内分泌腺的活动　　　B. 昼夜分泌不均

　　C. 幼年时期分泌不足患侏儒症　　　D. 幼年时期分泌过多患巨人症

二、判断题

1. 松果体既是一个淋巴器官，又是一个内分泌器官，与人体的免疫功能有重要关系。(　　)

　　A. 正确　　　　　B. 错误

2. 甲状腺为人体最大的内分泌腺，能分泌甲状腺激素和促甲状腺激素，碘是合成甲状腺激素的原料，饮食中要注意补碘。(　　)

　　A. 正确　　　　　B. 错误

3. 垂体分泌生长激素，一昼夜间，生长激素的分泌并不均匀，白天分泌多，晚上分泌少。(　　)

　　A. 正确　　　　　B. 错误

4. 性早熟是指女童9岁前、男童11岁前呈现第二性特征发育的异常性疾病，女童主要表现为乳房发育、月经初潮，男童主要表现为阴茎增大、声音变粗。(　　)

　　A. 正确　　　　　B. 错误

课后精练

一、选择题

1. 下列不属于内分泌系统的器官是(　　)。

　　A. 肝脏　　　　B. 胰岛　　　　C. 松果体　　　　D. 垂体

2. 下列腺体中，与人体免疫功能和人体衰老有关的是(　　)。

　　A. 松果体　　　B. 甲状腺　　　C. 胸腺　　　　　D. 垂体

3. 下列疾病中,与生长激素分泌不足有关的是( )。

A. 坏血病　　　B. 呆小症　　　C. 侏儒症　　　D. 巨人症

4. 下列有关性早熟的描述错误的是( )。

A. 性早熟会影响学前儿童最终身高　　　B. 日常生活避免食用含激素食物

C. 性早熟都是内分泌疾病引起的　　　　D. 性早熟易造成心理障碍

5. 下列有关学前儿童内分泌系统卫生保健描述错误的是( )。

A. 夜间入睡后垂体才大量分泌生长激素

B. 安排好膳食,注意补充碘

C. 多补充营养品,促进学前儿童生长

D. 预防性早熟,避免食用含激素的食物

6. 食物中长期缺少( ),除了脖子粗以外,还会严重影响学前儿童的智力发展。

A. 铁　　　　　B. 碘　　　　　C. 钙　　　　　D. 锌

7. 下列不是造成呆小症的原因的是( )。

A. 缺碘　　　　　　　　　　　B. 胎儿甲状腺发育不全

C. 缺乏合成甲状腺激素的酶　　D. 激素分泌过多

8. 下列适合学前儿童使用的物品是( )。

A. 人参　　　　B. 美容用品　　C. 保健用品　　D. 有机蔬菜

二、判断题

1. 松果体与机体的免疫功能有关,胸腺有防止性早熟的作用。( )

A. 正确　　　　B. 错误

2. 甲状腺激素分泌过少,学前儿童易患侏儒症。( )

A. 正确　　　　B. 错误

3. 垂体是人体中最大也是最重要的内分泌腺。( )

A. 正确　　　　B. 错误

4. 甲状腺功能亢进者,表现为甲状腺肿大,有的患者还伴有突眼症状。( )

A. 正确　　　　B. 错误

5. 幼年时期,垂体分泌的生长激素不足,学前儿童易患呆小症。( )

A. 正确　　　　B. 错误

6. 缺碘,除了脖子粗以外,最大威胁是影响学前儿童智力发育。( )

A. 正确　　　　B. 错误

7. 性早熟是学前儿童内分泌系统的常见发育异常现象,会影响学前儿童的最终身高,易造成心理障碍和误入歧途。( )

A. 正确　　　　B. 错误

三、简答题

1. 学前儿童内分泌系统的特点有哪些？

2. 学前儿童内分泌系统的卫生保健有哪些内容？

神经系统

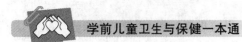

一、选择题

1. 下列有关神经系统的特点描述错误的是（　　）。

A. 学前儿童脑的重量变化快，7岁左右已基本接近成人

B. 神经系统的发育不均衡，小脑发育最早

C. 容易兴奋，容易疲劳，兴奋占优势

D. 自主神经发育不完善

2. 学前儿童脑的质量在（　　）岁已经基本接近成人水平。

A. 1　　　　　B. 6　　　　　C. 7　　　　　D. 15

3. 下列有关开发右脑、协调左右脑的描述错误的是（　　）。

A. 开发右脑要有意识地加强学前儿童右侧肢体的锻炼

B. 让学前儿童参加体育游戏和全身性活动

C. 让学前儿童左右开弓，两手同时做手指操等

D. 让学前儿童学会使用剪刀、玩穿珠子游戏

4. 学前儿童心率不稳定，胃肠消化能力易受情绪影响的现象主要与（　　）有关。

A. 小脑发育相对较晚　　　　　　B. 大脑皮质发育尚不完善

C. 兴奋过程强于抑制过程　　　　D. 自主神经发育不完善

5. 下列制定的学前儿童生活制度中，不科学的是（　　）。

A. 游戏时间多、上课时间少　　　　B. 各项活动时间短、内容与方式多变

C. 进餐间隔时间短、睡眠时间长　　D. 学前儿童生活自理时间较少

二、判断题

1. 学前儿童高级神经活动的特点是兴奋占优势,抑制过程不够完善,抑制过程强于兴奋过程。( )

   A. 正确　　　　　B. 错误

2. 给学前儿童安排活动时要注意各项活动时间要短,活动的内容与方式应单一,不要有太多变化。( )

   A. 正确　　　　　B. 错误

3. 睡眠是一种保护性抑制,学前儿童长时间睡眠不足,会影响生长激素的分泌,最终影响学前儿童的身高,但是对智力没有影响。( )

   A. 正确　　　　　B. 错误

4. 左脑半球主要通过情感和形象来表达内心世界,凭直觉观察事物,把握整体。( )

   A. 正确　　　　　B. 错误

5. 生活有规律,形成良好习惯,使学前儿童大脑皮质在兴奋与抑制过程中有规律地交替进行,可以更好地发挥神经系统的功能。( )

   A. 正确　　　　　B. 错误

6. 注意让学前儿童尽早使用筷子进餐,学会使用剪刀,玩穿珠子游戏等,以更好地促进大脑两半球的均衡发育。( )

   A. 正确　　　　　B. 错误

7. 营养是大脑发育的物质基础,充足的营养能促进脑的发育,营养不良会影响学前儿童神经细胞发育的数量和质量,使高级神经活动发生障碍。( )

   A. 正确　　　　　B. 错误

8. 心情舒畅、精神愉快对学前儿童心理健康发展影响较大,不会影响身体健康。( )

   A. 正确　　　　　B. 错误

课后精练

一、选择题

1. 胎儿在( )个月时,神经系统已经基本成形。

   A. 1　　　　B. 3　　　　C. 6　　　　D. 10

2. 学前儿童的大脑皮质发育尚未成熟，直到(　　)岁，大脑皮质各中枢才接近成人水平，为学前儿童智力迅速发展提供可能性。

　　A. 1~3　　　　　B. 3~5　　　　　C. 5~6　　　　　D. 6~7

3. 下列有关学前儿童神经系统的发育描述错误的是(　　)。

　　A. 妊娠3个月时，胎儿的神经系统已经基本成形

　　B. 人出生时，脊髓和延髓已基本发育成熟

　　C. 3岁时小脑功能加强，肌肉动作协调性随之增强

　　D. 学前儿童大脑皮质基本发育成熟，所以学前儿童智力发展迅速

4. 情绪低落，精神过于压抑，对学前儿童的影响是(　　)。

　　A. 抑制脑垂体的分泌活动　　　　　B. 增加食欲

　　C. 促进生长发育　　　　　　　　　D. 促进心理健康发展

5. 大脑左右半球的功能是不同的，左脑半球负责(　　)。

　　A. 语言数学计算　　B. 欣赏绘画　　C. 欣赏音乐　　D. 观察事物

6. 下列相关描述中错误的是(　　)。

　　A. 长时间睡眠不足影响学前儿童身体和智力的发育

　　B. 适合学前儿童年龄特点的体育游戏能促进脑的发育

　　C. 充足的营养能促进神经细胞发育的数量和质量

　　D. 右脑负责理解文学语言和数学计算，要着重开发右脑

二、判断题

1. 学前儿童脑的耗氧量几乎占全身耗氧量的1/4。(　　)

　　A. 正确　　　　　B. 错误

2. 给学前儿童安排活动时，要注意内容和方式应动静交替，使大脑皮质的神经细胞能轮流地工作和休息，以避免疲劳。(　　)

　　A. 正确　　　　　B. 错误

3. 让学前儿童多参加体育游戏和全身性运动，这样能促进学前儿童脑的发育，提高神经系统反应的灵敏性和准确性。(　　)

　　A. 正确　　　　　B. 错误

4. 让学前儿童多动手，在活动中"左右开弓"，两手同时做手指操、进行攀爬和做各种学前儿童基本体操，有利于开发右脑，协调左右脑，促进大脑左右半球均衡发育。(　　)

　　A. 正确　　　　　B. 错误

5. 心情舒畅、精神愉快是学前儿童身心健康发展的基本保证。(　　)

　　A. 正确　　　　　B. 错误

6. 神经系统是人体生命活动的主要调节机构，分为中枢神经系统和周围神经系统两部分。（   ）

   A. 正确　　　　　　B. 错误

7. 中枢神经系统包括脑和脊髓，周围神经系统包括脑神经、脊神经和自主神经。（   ）

   A. 正确　　　　　　B. 错误

8. 学前儿童早期肌肉活动不协调的主要原因是小脑发育相对较晚。随着小脑功能的逐渐加强，5~6岁时，学前儿童就能准确地进行各种动作，很好地维持身体平衡。（   ）

   A. 正确　　　　　　B. 错误

9. 学前儿童随着年龄增长，兴奋过程加强，逐渐学会控制自己的行为和较精确地进行各种活动。（   ）

   A. 正确　　　　　　B. 错误

三、简答题

1. 学前儿童神经系统的特点有哪些？

2. 学前儿童神经系统的卫生保健有哪些内容？

生殖系统

课堂练习

一、选择题

下列有关学前儿童生殖系统描述错误的是（   ）。

A. 学前儿童生殖系统进入青春期才发育迅速

B. 学前儿童期是学前儿童形成性角色、发展健康性心理的关键时期

C. 教师应该注意进行性教育，使学前儿童形成正确的性别自我认同

D. 学前儿童期出现性发育现象，都是内分泌疾病引起的

二、判断题

1. 教师要教育学前儿童形成正确的性别自我认同，提高自我保护意识，防范性侵

害。（   ）

  A. 正确   B. 错误

  2. 生殖是生物繁衍后代，保证种族延续的重要生命过程。（   ）

  A. 正确   B. 错误

  3. 学前儿童的生殖系统发育缓慢，进入青春期后发育迅速。（   ）

  A. 正确   B. 错误

  4. 学前儿童时期是形成性角色、发展健康性心理的关键时期。（   ）

  A. 正确   B. 错误

  5. 学前儿童每周要清洗外阴部两次，要有专用毛巾和洗屁股盆，不要用洗脚水洗外阴，毛巾要经常消毒、晾晒。（   ）

  A. 正确   B. 错误

  6. 若学前儿童出现玩弄生殖器的现象或出现习惯性擦腿动作，成人要及时批评教育，并认真查明原因，对症处理。（   ）

  A. 正确   B. 错误

  7. 教会学前儿童从后往前擦屁股，防止污染尿道口与阴道口，在婴儿期，每次便后应该洗净并擦干。（   ）

  A. 正确   B. 错误

  8. 在学前儿童期出现性发育征象，都是滥服"补药"造成的后果。（   ）

  A. 正确   B. 错误

感觉器官

课堂练习

一、选择题

  1. 下列有关学前儿童视觉器官的描述错误的是(   )。

A. 学前儿童眼球较小，前后径较短，故呈生理性远视

B. 生理性远视随着学前儿童年龄的增长，一般在5~6岁转为正视

C. 学前儿童晶状体的弹性大，调节能力强，所以能看清较近的物体

D. 5~6岁是学前儿童眼发育最快的时期，是视觉发育的敏感期

  2. 学习环境创设中关于科学采光做法正确的是(   )。

A. 活动室窗户大小适中   B. 室内墙壁、桌椅家具等用深紫色

C. 平时尽量使用白炽灯照明   D. 在光线过强或过暗的地方看书、画画

3. 下列物品适合学前儿童玩耍的是(　　)。

　A. 竹签　　　　B. 皮球　　　　C. 弹弓　　　　D. 鞭炮

4. (　　)是视觉发育的关键期,也是矫正视力缺陷效果最明显的时期。

　A. 婴儿期　　　B. 幼儿期　　　C. 学龄期　　　D. 少年期

5. 下列不适合学前儿童阅读的书籍是(　　)。

　A. 字迹图案清晰　　　　　　　B. 字体小且内容丰富

　C. 颜色画面清晰　　　　　　　D. 插图文字比例恰当

6. 下列关于学前儿童听觉器官的特点描述错误的是(　　)。

　A. 外耳道狭窄,外耳道壁尚未完全骨化

　B. 耳廓血液循环差,易生冻疮

　C. 咽鼓管短粗呈垂直位,易患中耳炎

　D. 病菌可沿咽鼓管进入中耳诱发中耳炎

7. 下列关于学前儿童卫生保健描述错误的是(　　)。

　A. 外耳道耵聍要及时清理　　　B. 学会正确擤鼻涕的方法

　C. 不躺着喝水吃食物　　　　　D. 保持鼻咽部清洁

二、判断题

1. 学前儿童眼球较小,前后径较短,呈生理性近视,一般在 5～6 岁转为正视。(　　)

　A. 正确　　　　B. 错误

2. 学前儿童看书时坐姿要端正,眼睛与书本应保持0.33厘米的距离。(　　)

　A. 正确　　　　B. 错误

3. 学前儿童外耳道比较狭窄,外耳道壁已经完全骨化。(　　)

　A. 正确　　　　B. 错误

4. 保持鼻、咽部的清洁,既可预防感冒,又可预防中耳炎。(　　)

　A. 正确　　　　B. 错误

5. 教育学前儿童辨别各种细微复杂的声音,有利于促进学前儿童想象力的发展。(　　)

　A. 正确　　　　B. 错误

6. 中耳所分泌的耵聍有保护作用,会自行脱落,不能随意用耳匙为学前儿童取耵聍。(　　)

　A. 正确　　　　B. 错误

7. 学前儿童对噪声十分敏感,听到过大的声音要教会学前儿童捂耳或张口,预防强音震破咽鼓管。(　　)

　　A. 正确　　　　　　B. 错误

课后精练

一、选择题

1. 学前儿童视觉功能的发育有赖于外界环境(　　)的刺激。

　　A. 温度　　　　B. 光　　　　C. 空气　　　　D. 水分

2. 学前儿童眼的发育在(　　)是发育最快的时期,也是视觉发育的敏感期。

　　A. 0~3岁　　　B. 3~5岁　　　C. 5~6岁　　　D. 6~7岁

3. 教育学前儿童养成良好的用眼习惯是指(　　)。

　　A. 学前儿童看书时坐姿要端正　　　B. 躺着看书

　　C. 走路或乘车时看书　　　　　　　D. 多使用电子产品

4. 下列有关幼儿活动室采光的描述错误的是(　　)。

　　B. 自然光线足　　　　　　　　　　B. 墙壁宜用深色

　　C. 可用辅助照明　　　　　　　　　D. 光线来自左上方

5. 下列行为有利于学前儿童听力的是(　　)。

　　A. 听到噪声捂耳或闭嘴　　　　　　B. 经常大声唱歌、说话

　　C. 辨别细微复杂声音　　　　　　　D. 经常欣赏动感音乐

二、判断题

1. 幼儿期是眼发育最快的时期,是视觉发育的敏感期,要注意外界光的适当刺激。(　　)

　　A. 正确　　　　　　B. 错误

2. 学前儿童视觉功能的发育有赖于外界环境温度的刺激。(　　)

　　A. 正确　　　　　　B. 错误

3. 学前儿童看电子产品每天不超过1~2次,每次不超过1小时,小班不超过半小时。(　　)

　　A. 正确　　　　　　B. 错误

4. 学前儿童活动室内的墙壁、桌椅家具等宜用浅色(白色),反光要好。(　　)

　　A. 正确　　　　　　B. 错误

5. 学前儿童挖耳容易损伤外耳道，引起外耳道感染，若不慎损伤鼓膜，则会影响听力。（ ）

  A. 正确   B. 错误

6. 学前儿童喜欢侧头听别人说话是一种正常的行为。（ ）

  A. 正确   B. 错误

7. 学前儿童眼球的前后径相对较长，出现生理性远视，5~6岁发育为正视。（ ）

  A. 正确   B. 错误

8. 学前儿童晶状体弹性差，调节力差，易疲劳，形成假性近视。（ ）

  A. 正确   B. 错误

三、简答题

1. 学前儿童视觉器官的特点有哪些？

2. 学前儿童视觉器官的卫生保健有哪些内容？

3. 学前儿童听觉器官的特点有哪些？

4. 学前儿童听觉器官的卫生保健有哪些内容？

本 章 自 测

（共 150 分）

一、选择题（每小题 1 分，共 60 分）

1. 下列有关学前儿童骨的特点描述错误的是（　　）。

   A. 学前儿童骨骼含有机物较多，无机物较少，骨的弹性大而硬度小

   B. 学前儿童骨膜较厚，血管丰富，这对骨的生长及再生起着重要作用

   C. 学前儿童的骨髓全部为黄骨髓，黄骨髓具有造血功能

   D. 学前儿童的骨骼比较柔软、软骨多，到 20~25 岁，骨化过程完成

2. 下列情况不会影响学前儿童胸骨正常发育的是（　　）。

   A. 缺钙　　　　B. 缺维生素 D　　　C. 呼吸系统疾病　　　D. 正确坐姿

3. 下列有关学前儿童腕骨的描述错误的是（　　）。

   A. 新生儿时期腕骨全部为软骨　　　　B. 腕骨在 10 岁左右才能全部钙化

   C. 学前儿童不宜长时间做精细动作　　D. 让学前儿童提重物进行手腕力量锻炼

4. 下列有关学前儿童骨骼肌的描述错误的是（　　）。

   A. 学前儿童的肌肉嫩、柔软，肌纤维较细，肌腱宽而短

   B. 肌肉中含水分相对较多，含蛋白质、脂肪、无机盐少

   C. 收缩力差，力量和耐力不足，容易疲劳或损伤

   D. 学前儿童新陈代谢慢，氧气供应不够充足，疲劳恢复慢

5. 骨折后，骨的再生和修复与骨中的（　　）有着直接的联系。

   A. 骨膜　　　　B. 骨质　　　　C. 黄骨髓　　　　D. 红骨髓

6. 下列有关学前儿童关节的描述错误的是（　　）。

   A. 骨连接中的直接连接叫作关节，是骨连接的主要形式

   B. 学前儿童关节窝浅，关节附近的韧带较松，肌纤维较细长

   C. 关节是由关节面、关节囊和关节腔构成的

   D. 学前儿童关节灵活性强、牢固性较差，容易脱臼

7. 下列有关骨的描述正确的是（　　）。

   A. 学前儿童的腕骨在 18 岁左右完全钙化

   B. 胸骨的结合在 20~25 岁完成

   C. 婴儿在 6~7 个月开始出现腰曲

   D. 16~18 岁骨(固)化过程完成

— 40 —

8. 新生儿的脊柱由软骨组成，几乎是直的，6~7个月婴儿会坐出现_____；10~12个月婴儿开始站立行走出现_____，骶曲在胎儿期便开始形成。（ ）

   A. 颈曲　腰曲　　　　　　　　　　B. 胸曲　腰曲
   C. 腰曲　颈曲　　　　　　　　　　D. 腰曲　胸曲

9. 下列学前儿童行为中，有利于运动系统保健的是(　　)。
   A. 学前儿童睡舒适的软床　　　　　B. 学前儿童帮忙提重物
   C. 学前儿童从高处往下跳　　　　　D. 学前儿童玩穿珠子游戏

10. 下列有关学前儿童运动系统的卫生保健描述错误的是(　　)。
    A. 培养学前儿童正确的坐立行姿势
    B. 合理组织体育锻炼和户外活动
    C. 鞋子合脚、衣服紧身保暖
    D. 保证学前儿童有充足的营养和睡眠

11. 经常接收阳光照射，可以预防(　　)。
    A. 脚气病　　　B. 坏血病　　　C. 夜盲症　　　D. 佝偻病

12. 下列不属于上呼吸道的结构是(　　)。
    A. 鼻　　　　　B. 咽　　　　　C. 喉　　　　　D. 气管

13. 下列属于保护肺的第一道防线，又属于嗅觉器官的是(　　)。
    A. 鼻　　　　　B. 咽　　　　　C. 喉　　　　　D. 气管

14. 呼吸道最狭窄的一部分是(　　)，它也是人体的发音器官。
    A. 鼻　　　　　B. 咽　　　　　C. 喉　　　　　D. 气管

15. 下列有关学前儿童呼吸系统特点的描述错误的是(　　)。
    A. 咽部相对狭小且垂直
    B. 咽鼓管较短并且呈水平位
    C. 喉是呼吸道与消化道共用的通道
    D. 气管位置较成人高，右侧支气管较直

16. 下列有关学前儿童呼吸系统特点描述正确的是(　　)。
    A. 鼻毛细致，能挡住灰尘细菌　　　B. 喉是气体通道也是发音器官
    C. 气管黏膜柔嫩，纤毛运动能力强　D. 肺含气量多而含血量少

17. 人体咳出的痰是在(　　)形成的。
    A. 鼻　　　　　B. 咽　　　　　C. 喉　　　　　D. 气管/支气管

18. 下列有关学前儿童喉的描述错误的是(　　)。
    A. 学前儿童喉腔前上部的会厌软骨能防止食物进入气管

B. 学前儿童患喉炎时易发生梗阻而致吸气性梗阻

C. 学前儿童的声带比较坚韧，声门肌肉容易疲劳

D. 学前儿童发音方式不当可使声音嘶哑

19. 下列行为中，不会使学前儿童声带增厚的是(　　)。

　　A. 发音时间过长　　B. 唱音调高的歌　　C. 轻声细语　　D. 经常哭闹

20. 下列有关学前儿童气管和支气管的描述错误的是(　　)。

　　A. 学前儿童气管、支气管软骨柔软，缺乏弹力组织

　　B. 黏膜柔嫩，纤毛运动差，黏液分泌少，不易清除外来微生物

　　C. 气管炎后易引起水肿，充血而导致阻塞，引起呼吸困难

　　D. 气管位置较成人高，支气管异物以左下肺为主

21. 下列关于学前儿童呼吸系统的不良习惯是(　　)。

　　A. 学前儿童养成用鼻呼吸的习惯

　　B. 学前儿童经常挖鼻孔

　　C. 学前儿童掌握正确的擤鼻涕方法

　　D. 学前儿童不随地吐痰，咳嗽时用手帕捂住口鼻

22. 下列有关学前儿童呼吸系统卫生保健的描述错误的是(　　)。

　　A. 多练习演唱《青藏高原》　　B. 用自然优美的声音唱歌

　　C. 唱歌过程中适当休息　　D. 患咽炎时减少发音

23. 下列关于学前儿童生理特点的描述错误的是(　　)。

　　A. 年龄越小，呼吸频率越快　　B. 年龄越小，血压越高

　　C. 年龄越小，血液含量相对越多　　D. 年龄越小，心率相对越快

24. 下列血液成分中，会因为炎症或病菌感染而导致数量增多的是(　　)。

　　A. 红细胞　　B. 白细胞　　C. 血小板　　D. 血浆

25. 下列关于学前儿童血液循环生理特点的描述错误的是(　　)。

　　A. 学前儿童年龄越小，血量相对越多

　　B. 学前儿童心脏体积比例相对较成年人大

　　C. 5~6岁的学前儿童白细胞数量比成年人多

　　D. 学前儿童血管的内径相对成年人较粗

26. 下列属于血液循环动力器官的是(　　)。

　　A. 心脏　　B. 血液　　C. 动脉　　D. 静脉

27. 学前儿童心脏收缩的节律不稳定，表现为脉搏节律不规律，到(　　)左右心率才较稳定。

　　A. 5岁　　B. 10岁　　C. 15岁　　D. 20岁

28. 下列有关学前儿童淋巴系统描述错误的是(　　)。

A. 淋巴系统发育较快，10岁左右达到高峰

B. 扁桃体和淋巴结具有防御保护作用

C. 扁桃体在14~15岁开始退化

D. 晨检工作应该把淋巴结的检查作为重要内容之一

29. 下列有关学前儿童血液特点的描述错误的是(　　)。

A. 凝血物质较少　　　　　　　　B. 红细胞含血红蛋白数量较多

C. 中性粒细胞较少　　　　　　　D. 淋巴细胞较少

30. 下列有关学前儿童循环系统的描述错误的是(　　)。

A. 10岁左右心率才较稳定　　　　B. 红细胞含血红蛋白数量较多

C. 扁桃体在4~10岁时发育达到高峰　　D. 5~6岁时白细胞数量比成人少

31. 下列食物中，含铁和蛋白质比较少的是(　　)。

A. 猪肝　　　　B. 瘦肉　　　　C. 木耳　　　　D. 牛奶

32. 下列有关学前儿童循环系统卫生保健的描述错误的是(　　)。

A. 应适当多吃含铁和蛋白质丰富的食物，以防缺铁性贫血

B. 运动量过大会使心跳过快，减少每次心跳血液的输出量

C. 剧烈运动后应立刻补充大量水分，以弥补运动时流失的水分

D. 应合理控制胆固醇和饱和脂肪酸的摄入量

33. 学前儿童血液中因为含(　　)相对较少，所以抵抗疾病的能力较差，容易感染疾病。

A. 淋巴细胞　　　B. 中性粒细胞　　　C. 白细胞　　　D. 血小板

34. 婴幼儿在4~10个月时出牙，在(　　)左右出齐20颗乳牙。

A. 1岁半　　　　B. 2岁半　　　　C. 3岁半　　　　D. 6岁

35. 下列有关学前儿童消化系统的特点描述错误的是(　　)。

A. 乳牙萌出的过程中，恒牙已经开始发育

B. 婴幼儿容易溢乳，常发生胃食管反流

C. 学前儿童胃容量较小，但胃消化能力强

D. 学前儿童肠的吸收能力比消化能力强，但是位置不稳定

36. 学前儿童容易发生肠套叠和脱肛的主要原因是(　　)。

A. 小肠是消化道最长的一段　　　B. 学前儿童肠吸收能力比消化能力强

C. 学前儿童胃肠蠕动功能较差　　D. 学前儿童肠的位置不稳定

37. 下列有关学前儿童胃的特点描述错误的是( )。

A. 胃容量小,应少食多餐　　　　B. 学前儿童胃呈水平位,蠕动功能强

C. 胃壁肌肉发育不完善,伸展性较差　　D. 胃液少,酶活性低,消化能力弱

38. 学前儿童用药剂量比成年人要小的主要原因是( )。

A. 糖原储存较少　　　　　　　　B. 胃肠吸收功能好

C. 胆汁分泌较少　　　　　　　　D. 肝脏解毒功能差

39. 下列有关学前儿童肝脏特点的描述错误的是( )。

A. 学前儿童肝脏占体重之比相对较小

B. 学前儿童肝脏解毒功能差

C. 学前儿童肝细胞和肝功能比较不成熟

D. 学前儿童肝脏糖原储存较少

40. 下列有关学前儿童消化系统卫生保健措施描述错误的是( )。

A. 少吃甜食,早晚刷牙　　　　　B. 勤于咀嚼,细嚼慢咽

C. 保持清洁,饭前洗手　　　　　D. 饭后漱口,立即午睡

41. 吃含( )较多的食物能够预防便秘。

A. 蛋白质　　　B. 无机盐　　　C. 脂肪　　　D. 纤维素

42. 学前儿童午饭后适合进行轻微的活动,一般饭后可组织学前儿童散步( )分钟再午睡较合适。

A. 5~10　　　B. 10~15　　　C. 15~20　　　D. 20~30

43. 在培养学前儿童定时排便的习惯中,最好培养学前儿童在( )后养成排便习惯,预防便秘。

A. 早饭　　　B. 午饭　　　C. 晚饭　　　D. 吃点心

44. 下列不属于人体代谢废物排出形式的是( )。

A. 皮肤—汗液　　　　　　　　　B. 泌尿系统—尿液

C. 呼吸系统—气体　　　　　　　D. 消化系统—粪便

45. 下列有关学前儿童皮肤的描述错误的是( )。

A. 皮肤面积相对较大,从皮肤蒸发的汗液是成人的2倍

B. 皮肤水分多,约占体内水分的7%

C. 皮肤薄嫩,偏于碱性,保护功能差,易受损伤和感染

D. 皮肤调节体温能力差,易患感冒

46. 下列有关培养学前儿童及时排尿的描述错误的是( )。

A. 在组织活动及睡觉前,均应提醒学前儿童排尿

B. 频繁让学前儿童排尿会影响正常的储尿功能,进而引起尿频

C. 让学前儿童长时间憋尿，容易发生泌尿道感染

D. 学前儿童发生尿床后应及时更换内裤，并进行责罚教育

47. 学前儿童保持会阴部卫生，预防泌尿道感染的做法不恰当的是（   ）。

    A. 睡前清洗会阴部　　　　　　　　B. 教会学前儿童擦屁股的正确方法

    C. 防止个别学前儿童玩弄生殖器　　D. 每天大量喝水

48. 甲状腺激素分泌不足不会出现的现象是（   ）。

    A. 人体代谢缓慢　　　　　　　　　B. 体温偏低，有畏寒现象

    C. 神经兴奋性降低　　　　　　　　D. 容易激动、紧张和烦躁

49. 下列不属于呆小症发生的可能原因的是（   ）。

    A. 母亲缺碘　　　　　　　　　　　B. 胎儿甲状腺发育不全

    C. 缺乏合成甲状腺激素的酶　　　　D. 甲状腺功能亢进

50. 下列描述中错误的是（   ）。

    A. 甲状腺激素分泌过多，学前儿童易患呆小症

    B. 甲状腺功能亢进表现为甲状腺肿大，有的还伴有突眼症状

    C. 幼年时期垂体分泌的生长激素不足，可使学前儿童患侏儒症

    D. 幼年时期胸腺发育不全会影响机体免疫功能

51. 学前儿童脑质量增加快，在6岁时脑质量已经达到（   ）。

    A. 700克　　　　B. 950克　　　　C. 1 200克　　　　D. 1 353克

52. 下列关于学前儿童神经系统发育不均衡的说法不恰当的是（   ）。

    A. 出生时延髓、脊髓已基本发育成熟　　B. 小脑发育最晚

    C. 3岁时小脑功能逐渐加强　　　　　　D. 大脑发育接近成人水平

53. 学前儿童易激动易疲劳，好动不好静的现象主要与（   ）有关。

    A. 小脑发育相对较晚　　　　　　　B. 大脑皮质发育尚不完善

    C. 兴奋过程强于抑制过程　　　　　D. 自主神经发育不完善

54. 下列关于学前儿童生活制度的描述不合理的是（   ）。

    A. 一天中游戏时间多、上课时间少

    B. 各项活动时间短，内容与方式多变

    C. 生活自理时间比较短

    D. 进餐时间短，睡眠时间长

55. 充足睡眠对学前儿童神经系统的影响描述正确的是（   ）。

    A. 睡眠可使中枢神经系统、感觉器官和肌肉得到充分的休息

    B. 睡眠是一种保护性抑制，睡眠时脑组织的能量消耗增加

    C. 睡眠时脑垂体分泌的生长激素少于清醒时的分泌量

D. 学前儿童年龄越小，睡眠时间越少

56. 合理营养对学前儿童神经系统的作用说法不正确的是(　　)。

A. 脑细胞活动需要消耗大量的能量

B. 营养是大脑发育的物质基础，充足的营养能促进脑的发育

C. 营养不良将使高级神经活动发生障碍

D. 多提供高糖食物以保证学前儿童神经细胞发育的数量及质量

57. 保育员照顾学前儿童过程中做法不妥当的是(　　)。

A. 创造一个轻松愉快的生活环境

B. 坚持正面教育

C. 不伤害学前儿童的自尊心，不歧视有缺陷的学前儿童

D. 对学前儿童采用反复说教、语言批评的教育方式，严禁体罚

58. 下列有关学前儿童眼的卫生保健描述正确的是(　　)。

A. 看书坐姿端正，眼与书本距离33厘米

B. 躺在床上看书

C. 边走路边看书

D. 长时间看电视

59. 学前儿童看书时光线应来自(　　)，以免造成暗影而影响视力。

A. 左上方　　　　B. 右上方　　　　C. 前方　　　　D. 后方

60. 在日常生活中，下列学前儿童的行为正常的是(　　)。

A. 眼位不对称　　　　　　　　B. 看东西喜欢歪头

C. 看书过近　　　　　　　　　D. 喜欢看颜色鲜艳的图片

二、判断题(每小题1分，共30分)

1. 学前儿童的骨膜比较薄，但血管丰富，对骨的生长及再生起重要作用，当骨受损时，因血液循环丰富，新陈代谢旺盛，所以愈合较成人快。(　　)

A. 正确　　　　B. 错误

2. 骨与骨之间的连接叫骨连接，骨连接分直接连接和间接连接两种，直接连接就是关节。(　　)

A. 正确　　　　B. 错误

3. 乳牙对刺激颌骨的正常发育，诱导恒牙的正常萌发及发育都有重要意义。(　　)

A. 正确　　　　B. 错误

4. 大肠是消化道最长的一段，是食物消化和营养吸收的主要器官。(　　)

A. 正确　　　　B. 错误

5. 唾液有"生命之津"的说法，要教育学前儿童不要随便吐唾液。（   ）
   A. 正确　　　　　　B. 错误

6. 学前儿童肝脏分泌的胆汁较多，对脂肪的消化吸收能力强。（   ）
   A. 正确　　　　　　B. 错误

7. 学前儿童肝细胞和肝功能不成熟，肝脏解毒能力较差，所以学前儿童用药剂量要少而准确。（   ）
   A. 正确　　　　　　B. 错误

8. 恒牙比乳牙更容易发生龋齿，所以学前儿童要注意少吃甜食。（   ）
   A. 正确　　　　　　B. 错误

9. 牙本质外层的牙釉质质地坚硬，损坏后可以再生。（   ）
   A. 正确　　　　　　B. 错误

10. 牙齿的主要功能是咀嚼、磨碎、混合食物，对消化吸收有重要作用。（   ）
    A. 正确　　　　　　B. 错误

11. 学前儿童不宜吃含纤维素较多的食物，易引起塞牙，不利牙齿清洁。（   ）
    A. 正确　　　　　　B. 错误

12. 饭后立即剧烈运动会抑制消化，也易导致阑尾炎，但是饭后可以散步。（   ）
    A. 正确　　　　　　B. 错误

13. 过了两岁半，便可以培养定时排便的习惯，最好早饭后排便，不要让学前儿童憋着大便，以防形成习惯性便秘。（   ）
    A. 正确　　　　　　B. 错误

14. 学前儿童皮肤薄嫩，偏酸性，保护能力差，易受损伤和感染，因此，要预防和及时处理外伤。（   ）
    A. 正确　　　　　　B. 错误

15. 教会学前儿童擦屁股的正确方法，即由前往后擦，以保持会阴部的清洁。（   ）
    A. 正确　　　　　　B. 错误

16. 每天适量喝水，既可满足机体新陈代谢的需要，及时排泄废物，又可通过排尿起到清洁尿道的作用。（   ）
    A. 正确　　　　　　B. 错误

17. 清洁的皮肤具有一定的杀菌能力，保护皮肤最重要的方法是保持皮肤的清洁。（   ）
    A. 正确　　　　　　B. 错误

18. 冬天时学前儿童要尽量多穿点衣服，内衣尽量选择不透风的衣料，利于保暖，式样简单，便于穿脱。（   ）
    A. 正确　　　　　　B. 错误

19. 学前儿童在夜间入睡后，生长激素才大量分泌，睡眠时间不够、睡眠不安，就会影响生长激素的分泌，最终影响身高，使遗传的潜力不能充分发挥。（   ）

    A. 正确   B. 错误

20. 若缺碘造成甲状腺激素合成不足，除了脖子粗以外，最大的威胁是影响学前儿童的智力发育以及听力下降、言语障碍等。（   ）

    A. 正确   B. 错误

21. 饮食科学、合理，避免使用营养品和成人美容用品，避免食用含激素的蔬菜、水果、饮料和动物性食品等可杜绝性早熟。（   ）

    A. 正确   B. 错误

22. 呆小症表现为生长发育缓慢，身材矮小，听力和语言障碍，反应迟钝、智力低下、并伴有嗜睡症状。（   ）

    A. 正确   B. 错误

23. 学前儿童年龄越小，神经系统越脆弱，所需要的睡眠时间就越少。（   ）

    A. 正确   B. 错误

24. 学习时注意力涣散，记忆力减退，反应迟钝，语言发展缓慢有可能是营养不良引起的。（   ）

    A. 正确   B. 错误

25. 为开发学前儿童右脑的功能，应指导学前儿童有意识地加强右侧肌体的锻炼。（   ）

    A. 正确   B. 错误

26. 教师应注意对学前儿童进行科学的、系统化的性教育，使学前儿童形成正确的性别自我认同，提高自我保护意识，防范性侵害。（   ）

    A. 正确   B. 错误

27. 学前儿童的交感神经兴奋性弱，副交感神经兴奋性较强，导致学前儿童胃肠消化极易受情绪的影响。（   ）

    A. 正确   B. 错误

28. 硬脑膜血管与鼓膜血管相通，所以中耳炎又可引起脑膜炎。（   ）

    A. 正确   B. 错误

29. 学前儿童看书时，柔和的光线应来自学前儿童右上方，以免造成阴影而影响视力。（   ）

    A. 正确   B. 错误

30. 保持鼻咽部的清洁可以预防中耳炎。（   ）

    A. 正确   B. 错误

三、简答题(每小题5分,共20分)

1. 如何保护学前儿童的声带？

2. 简述学前儿童血液的特点。

3. 如何培养学前儿童及时排尿的习惯？

4. 为了更好地发挥神经系统的功能，在制定学前儿童生活制度时要注意什么？

四、论述题(共20分)

试述如何保护学前儿童的听力。

五、案例分析题(每小题10分,共20分)

1. 中班的红红生性活泼，喜欢玩跳楼梯台阶的游戏，经常要从几个楼梯台阶跳下来。
(1)请从学前儿童运动系统的特点说说这个游戏可能存在的危险。
(2)结合所学知识，谈谈该如何对学前儿童的运动系统采取保健措施。

2. 小班的冰冰喜欢吃甜食，特别是糖果，含在嘴里吃完了也不会及时漱口或刷牙，不吃水果只喜欢喝冰镇果汁，如果你是冰冰的老师，你该如何教育他保护好自己的牙齿？平时该如何培养学前儿童良好的饮食卫生习惯？

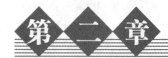

学前儿童的生长发育及健康评价

复习目标

1. 了解生长、发育和成熟的概念。
2. 理解学前儿童生长发育的一般规律。
3. 了解影响学前儿童生长发育的因素。
4. 了解学前儿童健康检查的时间(《幼儿园工作规程》第十九条)。
5. 了解学前儿童生长发育的评价指标。

重点难点

理解学前儿童生长发育的一般规律。

考点分析

本章在学业水平考试中占比5%,共计12.5分。在了解学前儿童生长、发育、成熟的概念及理解学前儿童生长发育的一般规律后,学习影响学前儿童生长发育的各种因素,明确学前儿童健康检查的时间、内容,最后用评价指标对健康检查结果做出评价。本章内容不多,但是在全书中起承前启后的作用,第三~八章的内容主要根据本章的内容"影响学前儿童生长发育的因素"按照次序进行编排。

第二章　学前儿童的生长发育及健康评价

本章思维导图

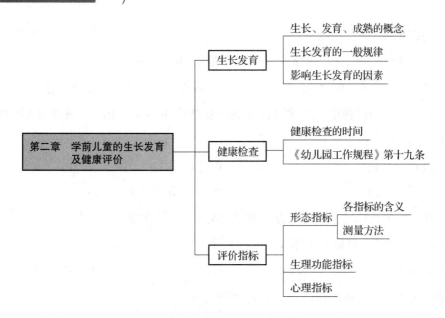

第一节　学前儿童的生长发育

课时考点分析

本节课考查的是对生长、发育、成熟这三个现象的初步识别能力，能理解学前儿童生长发育的一般规律，了解影响学前儿童生长发育的因素。本节试题考查形式多为选择题、判断题、简答题。

知识梳理

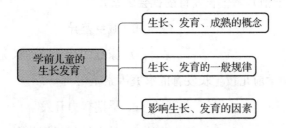

课堂练习

一、选择题

1. 学前儿童的手脚变大，个子变高，脑质量增加均属于（　　）。
   A. 生长　　　　B. 发育　　　　C. 成熟　　　　D. 生长发育

2. 在生长发育的过程中，身体各部分的生长速度也不完全相同，在出生后的整个生长发育过程中（　　）。
   A. 头颅增加2倍　　　　　　　　B. 躯干增加1倍
   C. 上肢增加3倍　　　　　　　　D. 下肢增加5倍

3. 只有一个生长突增，而没有青春期第二次生长突增的是（　　）。
   ①骨骼肌②脊髓③肝脏④头围⑤肾⑥视觉器官⑦心脏⑧脑
   A. ①②③④　　B. ④⑤⑥⑧　　C. ②④⑥⑧　　D. ①②④⑧

4. 学前儿童的淋巴系统在（　　）发育达到高峰。
   A. 3~6岁　　　B. 6岁左右　　　C. 7岁左右　　　D. 10岁左右

5. 影响学前儿童生长发育的外在环境因素不包括（　　）。
   A. 营养　　　　B. 体育锻炼　　　C. 生活制度　　　D. 染色体畸变

6. 影响学前儿童生长发育的内在遗传因素不包括（　　）。
   A. 种族　　　　B. 身体素质　　　C. 性别　　　　D. 疾病

7. 遗传是很重要的内在因素，下列各选项中决定生物性状遗传的物质基础、决定个体生长发育可能性的是（　　）。
   A. 染色体上的基因　　　　　　B. 内分泌
   C. 母亲的健康状况　　　　　　D. 家庭因素

8. 下列因素中属于外在因素影响生长发育的是（　　）。
   A. 缺乏生长激素导致身材矮小　　B. 维生素D缺乏导致佝偻病
   C. 性激素促使骨骺闭合，影响长骨生长　　D. 代谢缺陷导致白化病

9. 以下属于影响学前儿童生长发育的社会因素是（　　）。
   A. 环境污染　　　　　　　　　B. 城乡差异
   C. 父母素质　　　　　　　　　D. 家庭的社会经济状况

10. 以下属于影响学前儿童生长发育的家庭因素是（　　）。
    A. 战争、工业化　　　　　　　B. 早期智力开发
    C. 城乡差异　　　　　　　　　D. 社会地区经济状况

二、判断题

1. 生长是指身体各个器官以及全身的大小、长短和质量的增加与变化，是机体在质的方面的变化，是能观测到的。（　　）

   A. 正确　　　　　　　B. 错误

2. 发育是指细胞、组织、器官和系统功能的成熟与完善，是机体在量的方面的变化。（　　）

   A. 正确　　　　　　　B. 错误

3. 成熟是指机体的生长发育达到一种完备的状态。（　　）

   A. 正确　　　　　　　B. 错误

4. 生长发育是一个不连续的过程，这一过程中有量的变化，也有质的变化，因而形成了不同的发展阶段。（　　）

   A. 正确　　　　　　　B. 错误

5. 从出生到1岁为婴儿期，也称乳儿期，其中从出生到35天为新生儿期。（　　）

   A. 正确　　　　　　　B. 错误

6. 学前儿童的生长发育不仅表现为身高、体重的增加，还表现为器官的逐渐分化、功能的逐渐成熟。（　　）

   A. 正确　　　　　　　B. 错误

7. 学前儿童的生长发育是一个连续、等速进行的过程，具有阶段性。（　　）

   A. 正确　　　　　　　B. 错误

8. 身体各部分的生长发育有一定的程序。例如，在胎儿期的形态发育是头部领先，其次为四肢，最后为躯干。（　　）

   A. 正确　　　　　　　B. 错误

9. 学前儿童发育速度曲线并不是随年龄呈直线上升，而是呈波浪式上升的。（　　）

   A. 正确　　　　　　　B. 错误

10. 在整个生长发育期间，机体的生长发育是快慢交替的，全身的器官、系统有两次生长突增高峰。（　　）

    A. 正确　　　　　　　B. 错误

11. 身体各部分的生长速度不均衡，身体的形态从出生时的头颅特大、躯干较长和四肢短小，发育到成人时的头颅较小、躯干较短和四肢较长。（　　）

    A. 正确　　　　　　　B. 错误

12. 一般来说，人体各器官在出生后第一年生长最快，以后逐渐减慢，到青春期出现第二次生长高峰，然后又逐渐减慢，直到成熟。（　　）

    A. 正确　　　　　　　B. 错误

13. 生理的发育与心理的发展密切相关，心理发育是生理发育的基础，心理的发展影响生理的功能。（   ）

    A. 正确　　　　　　B. 错误

14. 长期情绪受压抑的学前儿童，会表现种种病态，如站立不直、弯腰驼背、行动迟缓、精神不振、注意力不集中等现象。（   ）

    A. 正确　　　　　　B. 错误

15. 各系统的发育是均衡协调的，各系统的生长发育并非孤立地进行，而是互相影响、互相适应的，任何一种对机体起作用的因素，都可能影响多个系统。（   ）

    A. 正确　　　　　　B. 错误

16. 学前儿童生长发育的过程是个体的遗传因素与环境因素相互作用的过程，因此，幼教工作者应尽可能改善学前儿童的后天环境条件，使每个学前儿童都能充分发挥他们的遗传潜能，使他们的生长发育达到应有的水平。（   ）

    A. 正确　　　　　　B. 错误

17. 在研究和评价学前儿童的生长发育时，将某一学前儿童的指标数据同标准平均数比较，就可以看出这个学前儿童生长发育的状况了。（   ）

    A. 正确　　　　　　B. 错误

18. 遗传决定生长发育的现实性，环境决定生长发育的可能性。（   ）

    A. 正确　　　　　　B. 错误

19. 哺乳期母亲的营养、社会工作条件及情绪状况会影响学前儿童的生长发育。（   ）

    A. 正确　　　　　　B. 错误

20. 一般来说，春季身高增长最快，秋季体重增长最快，在炎热的夏季有些学前儿童还有体重减轻的可能。（   ）

    A. 正确　　　　　　B. 错误

课后精练

一、选择题

1. 根据学前儿童生长发育阶段特点及生活环境的不同，把学前儿童的生长发育过程划分为以下几个年龄时期，不属于学前儿童年龄期的是(   )。

    A. 婴儿期　　　B. 幼儿前期　　　C. 幼儿期　　　D. 学龄期

2. 有些学前儿童是先会开口讲话后会走，有些学前儿童刚好相反，先会走后会说；有些学前儿童生性活泼、好动，有些学前儿童则比较文静、内向；有些学前儿童对节奏敏感，有些学前儿童对图形有兴趣……这些现象说明了学前儿童的生长发育具有(　　)。

　　A. 阶段性和程序性　　　　　　B. 统一协调性

　　C. 不均衡性　　　　　　　　　D. 个体差异性

3. 影响学前儿童生长发育的外在环境因素不包括(　　)。

　　A. 营养　　　　　　　　　　　B. 体育锻炼、疾病

　　C. 生活制度　　　　　　　　　D. 代谢缺陷

4. 影响学前儿童生长发育的内在遗传因素不包括(　　)。

　　A. 父母的种族　　B. 父母的身高　　C. 父母的体型　　D. 父母的生活习惯

5. 一般同龄男孩比女孩重且高，但女孩青春发育期比男孩早2年左右。女孩成骨中心出现得早，骨盆较宽、肩距较窄，而男孩则肩宽、肌肉发达，这是下列(　　)因素对体格外形的影响。

　　A. 种族　　　　　B. 身体素质　　　C. 性别　　　　　D. 疾病

6. 以下属于影响学前儿童生长发育的家庭因素是(　　)。

　　A. 地区社会经济状况的差异　　　B. 城乡差异

　　C. 工业化/战争　　　　　　　　D. 非智力因素的培养

7. 以下属于影响学前儿童生长发育的社会因素是(　　)。

　　A. 战争/工业化　　　　　　　　B. 早期智力开发

　　C. 父母素质　　　　　　　　　D. 家庭的社会经济状况

二、判断题

1. 学前儿童的生长发育是一个极其复杂的过程，没有什么规律可言。(　　)

　　A. 正确　　　　　B. 错误

2. 认识学前儿童生长发育的规律，有助于正确认识和评价学前儿童的身心发展，促进学前儿童的健康发展。(　　)

　　A. 正确　　　　　B. 错误

3. 淋巴系统在学前期迅速增长，在11岁左右发育成熟，达到成人的200%，以后逐渐退化，这是机体在量上的变化。(　　)

　　A. 正确　　　　　B. 错误

4. 任何年龄期的规定都是人为的，相邻年龄期之间有明显的界限，各阶段均有一定的阶段特点。(　　)

　　A. 正确　　　　　B. 错误

5. 学前儿童的生长发育是由细小的量变和质变到根本的量变的复杂过程。(　　)
   A. 正确　　　　　B. 错误

6. 学前儿童的生长发育的量变与质变通常不是同时进行的。(　　)
   A. 正确　　　　　B. 错误

7. 学前儿童与成人相比，不仅身体比例小，而且没有成熟、缺少经验的机体，对环境的适应性和对自身的保护功能都比较差。(　　)
   A. 正确　　　　　B. 错误

8. 学前儿童生长发育的每个阶段都有独特的特点，各阶段间相互独立没有联系，各阶段按顺序衔接，不能跳跃。(　　)
   A. 正确　　　　　B. 错误

9. 在说单词之前，必须先学会发音，同时要学会听懂单词；能吃固体食物之前必须先能吃半流质食物……这些现象说明了学前儿童生长发育的速度是波浪式的。(　　)
   A. 正确　　　　　B. 错误

10. 婴儿期的动作发育有一定的程序，遵循"头尾发展的规律"，即首先会抬头、转头，然后能翻身、站立，最后才会直坐、行走。(　　)
    A. 正确　　　　　B. 错误

11. 学前儿童出生后第一年增长最快，身高约是出生时(50厘米)的1.5倍，即75厘米，体重约是出生时(3千克)的3倍，即6千克。(　　)
    A. 正确　　　　　B. 错误

12. 生理的缺陷会引起学前儿童心理活动的不正常，对学前儿童的生理缺陷，除应进行必要的治疗外，还应鼓励他们克服困难，树立信心。(　　)
    A. 正确　　　　　B. 错误

13. 在研究和评价学前儿童的生长发育时，应考虑到学前儿童个体发育的差异性，将他们以往的情况与现在的情况进行比较，观察其生长发育动态才更有意义。(　　)
    A. 正确　　　　　B. 错误

14. 一般情况下，学前儿童个体的生长发育水平在群体中上下波动的幅度是有限的，如果发生较大的波动，应及时观察、严格检查。(　　)
    A. 正确　　　　　B. 错误

15. 季节对学前儿童的生长发育有影响，但是影响很小，不明显。(　　)
    A. 正确　　　　　B. 错误

16. 从地区看，热带地区儿童发育较晚，寒带地区儿童生长迅速。(　　)
    A. 正确　　　　　B. 错误

第二章　学前儿童的生长发育及健康评价

17. 家庭的社会经济状况、父母素质、早期智力开发、非智力因素的培养、正确的教育方式及家庭结构的完整性都属于社会因素，都会影响学前儿童的生长发育。（　　）

A. 正确　　　　　B. 错误

18. 得不到爱抚的学前儿童，其体内分泌的生长激素较少，导致他们的平均身高可能低于同龄学前儿童。（　　）

A. 正确　　　　　B. 错误

三、简答题

1. 简述学前儿童生长发育的一般规律。

2. 简述影响学前儿童生长发育的因素。

第二节　学前儿童的健康检查及生长发育评价

📖 课时考点分析

本节内容考查的是学前儿童健康检查的时间及生长发育的评价指标。本节试题考查方式为选择题和判断题。

📖 知识梳理

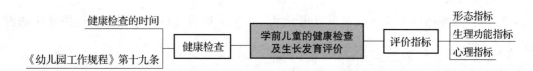

课堂练习

一、选择题

1. 幼儿园每个季度都要进行的检查项目是（　　）。

   A. 身高　　　　B. 体重　　　　C. 视力　　　　D. 牙齿

2. 运动系统的生理功能指标不包括（　　）。

   A. 握力　　　　B. 拉力　　　　C. 背肌力　　　　D. 意志力

3. 以下有关身高的说法错误的是（　　）。

   A. 身高是形态指标，个体差异较大

   B. 身高是反映骨骼生长发育的重要指标

   C. 身高是正确估计身体发育水平和速度的重要依据

   D. 身高是人体站立时颅顶到脚尖（与地面相及处）的垂直高度

4. 3岁以上的学前儿童用身高计测量身高的操作方法错误的是（　　）。

   A. 立正姿势站立，使足跟、臀部、两肩胛三点紧靠在身高计的垂直立柱上

   B. 将滑板移动至与学前儿童头顶接触，眼睛与滑板呈水平位

   C. 以厘米为单位，记录结果

   D. 测量误差不得超过±0.1厘米

5. 下列关于测量头围的操作中错误的是（　　）。

   A. 可用布尺测量头围

   B. 以额部中间为起点，经过枕骨最突起处，然后回到原起点

   C. 测量时，布尺需贴紧头皮，左右对称

   D. 头围测量误差不得超过±0.2厘米

6. 下列测量胸围的操作方法错误的是（　　）。

   A. 可用刻有厘米的软尺测量，测量误差不得超过±0.5厘米

   B. 3岁以下学前儿童取卧位，3岁以上学前儿童取立位

   C. 自然躺平或两手自然下垂，两足分开与肩同宽，呼吸均匀

   D. 从左右肩胛下角下缘，沿胸两侧至前面乳头的中心点测量

二、判断题

1. 学前儿童健康检查可以尽早发现异常，以便采取有效的改进措施，促进儿童的健康发展。（　　）

   A. 正确　　　　B. 错误

2. 学前儿童出生后第三年开始每年进行一次健康检查。（　　）

   A. 正确　　　　B. 错误

3. 我国卫计委规定定期健康检查的时间及次数,学前儿童要严格按照相关规定,不得增加或减少检查次数。(　　)

　　A. 正确　　　　　　B. 错误

4. 幼儿园应当建立学前儿童健康检查制度和学前儿童健康卡或档案。对学前儿童健康发展状况定期进行分析、评价,及时向家长反馈结果。(　　)

　　A. 正确　　　　　　B. 错误

5. 生长发育的形态指标是指身体及其各部分在形态上可测出的各种量度。(　　)

　　A. 正确　　　　　　B. 错误

6. 生理功能指标是指身体各系统、各器官在生理功能上可测出的各种量度。(　　)

　　A. 正确　　　　　　B. 错误

7. 身高是人体站立时颅顶到脚跟(与地面相及处)的水平高度。(　　)

　　A. 正确　　　　　　B. 错误

8. 体重是指人体(包括组织、器官、体液等)的总质量。(　　)

　　A. 正确　　　　　　B. 错误

9. 1~10岁学前儿童平均体重(千克)估算公式为:实足年龄×2+8(千克)。(　　)

　　A. 正确　　　　　　B. 错误

10. 使用杠杆式体重计测量体重时,测量前先校验,确保体重计的准确性、灵活性,学前儿童仅穿背心、短裤,或测后将衣服的重量减去。(　　)

　　A. 正确　　　　　　B. 错误

11. 头围是指经眉弓上方至耳后绕头一周的长度。(　　)

　　A. 正确　　　　　　B. 错误

12. 头围的大小反映脑和颅骨的发育程度。(　　)

　　A. 正确　　　　　　B. 错误

13. 胸围是指经过胸中点的胸部垂直围度。(　　)

　　A. 正确　　　　　　B. 错误

14. 胸围反映了身体形态和呼吸功能的发育(如胸廓和肺),这些都直接取决于体育锻炼。(　　)

　　A. 正确　　　　　　B. 错误

15. 坐高是从头顶至坐骨结节的长度。(　　)

　　A. 正确　　　　　　B. 错误

16. 坐高与身高相比较能反映躯干和上肢的比例关系;坐高的增长反映脊柱和头部的增长。(　　)

　　A. 正确　　　　　　B. 错误

17. 生长发育的主要生理功能指标包括身高、体重、头围、胸围、坐高、臀围、腿围和各部位皮肤褶厚度等。（   ）

A. 正确　　　　　　B. 错误

课后精练

一、选择题

1. 下列关于健康检查的说法，错误的是(　　)。

A. 学前儿童出生后第一年进行 5 次健康检查

B. 学前儿童出生后第二年进行 2 次健康检查

C. 学前儿童出生后第三年开始，每年进行 1 次健康检查

D. 如果在检查中发现异常，应随时增加检查次数

2. 幼儿园要关注学前儿童心理健康，应该注意(　　)。

①满足学前儿童的发展需要②保持学前儿童积极的情绪状态③让学前儿童感受到尊重和接纳④满足学前儿童的要求，让学前儿童开心

A.①②④　　　　B.②③④　　　　C.①②③　　　　D.①②③④

3. 下列关于学前儿童生理功能指标与形态指标异同的描述错误的是(　　)。

A. 学前儿童生理机能变化迅速，变化的范围更广

B. 学前儿童生理机能对生长发育比较敏感

C. 学前儿童生理机能对外界环境的影响比较敏感

D. 学前儿童的形态指标可以测出各种量度，生理功能指标则不能

4. 心血管系统的生理功能指标不包括(　　)。

A. 脉搏　　　　　B. 血压　　　　　C. 心率　　　　　D. 思维

5. 呼吸系统的生理功能指标不包括(　　)。

A. 呼吸频率　　　B. 肺活量　　　　C. 呼吸差　　　　D. 脉搏

6. 以下有关身高的说法错误的是(　　)。

A. 一般新生儿出生时身长平均为 50 厘米

B. 第一年增长最快，平均每月增长 2.5 厘米

C. 1 岁时约为出生时身长的 1.5 倍，即 75 厘米左右

D. 1 岁以后平均身高估算公式为：身高(厘米) = 年龄(岁)×7+70(厘米)（青春期例外）

7. 下列关于 3 岁以下的学前儿童用量床测量身长的操作错误的是(　　)。

A. 取仰卧位，面部朝上，两耳在一水平线上，颅顶接触头板

B. 下肢伸直并紧贴量床床板，使足板接触学前儿童足跟

C. 以厘米为单位，记录至小数点后一位数即为身高

D. 卧式身高往往比立式身高长 2~3 厘米，应尽量少用量床测量

8. 下列关于体重的说法不正确的是（　　）。

A. 体重与坐高的相互比例是衡量学前儿童营养状况的重要标志

B. 通常使用杠杆式体重计或身高体重测量仪测量体重

C. 测试者调整砝码至杠杆平衡，读取读数，即为体重

D. 体重测量误差不得超过 0.1 千克

9. 下列有关头围的说法错误的是（　　）。

A. 因胎儿期脑的发育在全身处于领先地位，故出生时头相对较大

B. 头围的测量在出生后头 2 年意义重大

C. 大脑发育不全时，可出现头小畸形

D. 头围的大小反映脑的发育程度，因此头围大些比较好

10. 下列关于测量坐高时的说法错误的是（　　）。

A. 一般用坐高计测量坐高

B. 骶部紧靠量板或墙壁，大腿与身躯成直角而与地面平行

C. 测试者下移头板使之与学前儿童头顶接触，读取记录结果

D. 测量误差不得超过 0.1 厘米

二、判断题

1. 学前儿童出生后第一年进行 5 次健康检查，分别在 30 天左右和 3、6、9、12 个月时进行。（　　）

A. 正确　　　　B. 错误

2. 学前儿童出生后第二年，分别在 18、24 个月时进行 2 次健康检查。（　　）

A. 正确　　　　B. 错误

3. 对入托、入园的学前儿童按照要求进行健康检查，可以鉴定学前儿童是否适合过集体生活，防止将传染病带入幼儿园。（　　）

A. 正确　　　　B. 错误

4. 幼儿园每学期体检一次，测身高、测视力、检查牙齿一次，每个季度（每 3 个月）量体重一次。（　　）

A. 正确　　　　B. 错误

5. 学前儿童的生长发育评价指标一般包括形态指标、生理功能指标和心理指标等，其中以生理功能指标最为常见。（　　）

A. 正确　　　　B. 错误

6. 体重测量误差不得超过±0.5千克。体重测量最好在睡前、空腹、便后进行。（　　）

　　A. 正确　　　　　　B. 错误

7. 出生后7~12个月婴儿平均体重估算公式为：6 000(克)+月龄×250(克)。（　　）

　　A. 正确　　　　　　B. 错误

8. 使用杠杆式体重计测量体重时，3岁以上的可站于秤台中央，3岁以下可蹲于秤台中央，1岁以下可躺着测量。（　　）

　　A. 正确　　　　　　B. 错误

9. WHO提供的胎儿出生时头围的参考值为34.8厘米。1岁时头围增加约2厘米，第二年头围增加12厘米，2~14岁仅再增加6~7厘米。（　　）

　　A. 正确　　　　　　B. 错误

10. 婴儿出生时胸围比头围小1~2厘米，一般在2岁时赶上头围，头胸交叉时间与学前儿童的营养状况有关。（　　）

　　A. 正确　　　　　　B. 错误

11. 生长发育的主要形态指标还包括代表围度和营养状况的臂围、腿围和各部位皮肤褶厚度等。（　　）

　　A. 正确　　　　　　B. 错误

12. 心理指标测试采用的是经过专门设计的、国内外公认格式的测试量表或问卷调查表，必须由幼儿园的保健老师负责操作，以保证结果的可靠性和有效性。（　　）

　　A. 正确　　　　　　B. 错误

本章自测

（共100分）

一、选择题(每小题2分，共40分)

1. 学前儿童手脚变大，个子变高，体重增加属于(　　)。

　　A. 量变　　　　B. 质变　　　　C. 量变引起质变　　　　D. 发育

2. 淋巴系统在学前期迅速增长，在11岁左右发育成熟，达到成人的200%，以后逐渐退化，这种现象为(　　)。

　　A. 生长　　　　B. 发育　　　　C. 成熟　　　　D. 生长发育

3. 大脑在逐渐增大和增重的过程中，皮质的记忆、思维和分析的功能也在不断地发展。这种现象说明了学前儿童的生长发育是(　　)。

　　A. 由量变到质变的过程　　　　B. 有阶段性的连续过程

　　C. 有程序性的连续过程　　　　D. 统一协调的过程

4. 在出生后的整个生长发育过程中，头颅增加1倍，躯干增加2倍，上肢增加3倍，下肢增加4倍。身体的形态从出生时的头颅特大、躯干较长和四肢短小，发育到成人时的头颅较小、躯干较短和四肢较长。这种现象说明了学前儿童(　　)。

　　A. 生长发育是由量变到质变的过程

　　B. 生长发育是有阶段性和程序性的连续过程

　　C. 身体各部分的生长速度不均衡

　　D. 身体各系统的生长发育不均衡

5. 下列器官在出生后第一年生长发育最快，以后逐渐减慢，到青春期出现第二次生长高峰，然后又逐渐减慢，直到成熟的是(　　)。

　　A. 心脏　　　　　B. 脑　　　　　C. 生殖器官　　　　D. 视觉器官

6. 学前儿童出生后的第一年增长最快，身高约是出生时(50厘米)的1.5倍，2岁以后，平均每年身高增加4~5厘米，直至青春期生长速度出现第二次生长高峰，这时，身高平均每年增加7~8厘米，以后增长速度又逐渐减慢。这个现象说明(　　)。

　　A. 生长发育是由量变到质变的过程　　B. 生长发育的速度是波浪式的

　　C. 身体各部分的生长速度不均衡　　　D. 身体各系统的生长发育不均衡

7. 在胎儿期的形态发育是头部领先，其次为躯干，最后为四肢，婴儿期的动作发育也遵循"头尾发展的规律"。这个现象说明(　　)。

　　A. 生长发育是有阶段性和程序性的连续过程

　　B. 生长发育的速度是波浪式的

　　C. 身体各部分的生长速度不均衡

　　D. 身体各系统的生长发育不均衡

8. 在生长发育的过程中，身体各部分的生长速度也不完全相同。下列在出生后的整个生长发育过程中的说法错误的是(　　)。

　　A. 头颅增加2倍　　B. 躯干增加2倍　　C. 上肢增加3倍　　D. 下肢增加4倍

9. 学前儿童时期，身体各系统中，生长发育最快的是(　　)。

　　A. 神经系统　　　B. 淋巴系统　　　C. 生殖系统　　　D. 泌尿系统

10. 下列器官只有一个生长突增，而没有青春期第二次突增的是(　　)。

　　A. 脑　　　　　　B. 肾　　　　　　C. 肝脏　　　　　D. 生殖器官

11. 一般同龄男孩比女孩重且高，但女孩青春发育期比男孩早2年左右，这是性别对学前儿童生长发育的影响，属于(　　)因素影响。

　　A. 内在　　　　　B. 外在　　　　　C. 内外在　　　　D. 先内在后外在

12. 同卵双生子身高的差别很小，头围也很接近，这说明骨骼系统的发育受(　　)的影响较大。

　　A. 遗传因素　　　B. 性别　　　　　C. 内分泌　　　　D. 母亲健康状况

13. 以下属于内在因素对学前儿童生长发育产生影响的是( )。

    A. 遗传性疾病　　　　　　　　　　B. 母亲在受孕早期中毒导致胎儿畸形

    C. 铅汞污染影响智力发育　　　　　D. 脑脊髓膜炎留下后遗症

14. 由外在因素对学前儿童生长发育产生影响的是( )。

    A. 遗传性疾病——血友病　　　　　B. 甲状腺激素缺乏导致脑发育障碍

    C. 缺乏生长激素导致身材矮小　　　D. 百日咳使大脑皮质功能减弱导致口吃

15. 保证学前儿童生长发育的物质基础是( )。

    A. 父母素质　　　　　　　　　　　B. 家庭的社会经济状况

    C. 母亲的健康状况　　　　　　　　D. 营养

16. 幼儿期定期健康检查的时间是( )。

    A. 每季度检查一次　　　　　　　　B. 每学期检查一次

    C. 每半年检查一次　　　　　　　　D. 每年检查一次

17. 学前儿童的生长发育评价指标最为常见的是( )。

    A. 形态指标　　B. 生理功能指标　　C. 心理指标　　D. 素质指标

18. 反映骨生长发育的重要指标是( )。

    A. 身高　　　　B. 头围　　　　　　C. 胸围　　　　D. 坐高

19. 运动系统的生理功能指标是( )。

    A. 脉搏　　　　B. 肺活量　　　　　C. 背肌力　　　D. 行为

20. 生长发育的形态指标不包括( )。

    A. 体重　　　　B. 臀围　　　　　　C. 皮肤褶厚度　　D. 血压

二、判断题(每小题2分,共50分)

1. 手脚变大,个子变高,大脑增重,头围变大,这些都是机体在量的方面的变化,是能观测到的。( )

    A. 正确　　　　B. 错误

2. 大脑皮质的记忆、思维和分析的功能在不断发展,这是机体功能的成熟与完善,是机体在质的方面的变化,是成熟。( )

    A. 正确　　　　B. 错误

3. 学前儿童并不是成人的缩影,他们有独特的生理特征,因此,在进行保教时,不能脱离实际以成人的标准来要求他们。( )

    A. 正确　　　　B. 错误

4. 学前儿童的生长发育是一个等速进行的具有阶段性的连续过程,每个阶段都有独特的特点,各阶段按顺序衔接,不能跳跃。( )

    A. 正确　　　　B. 错误

5. 同卵双生子遗传物质一样,因此他们的发育水平和发育过程一样,但是身体的形态和机体的功能还是存在个体的差异。（　　）

　　A. 正确　　　　　　B. 错误

6. 染色体上的基因是决定生物性状遗传的物质基础,它决定个体生长发育的可能性。（　　）

　　A. 正确　　　　　　B. 错误

7. 父母的种族、身高、体型、身体素质、遗传性疾病等,均是影响学前儿童生长发育的内在因素。（　　）

　　A. 正确　　　　　　B. 错误

8. 学前儿童生长发育的过程,是个体的遗传因素与环境因素相互作用的过程。（　　）

　　A. 正确　　　　　　B. 错误

9. 每个学前儿童的先天遗传素质与后天环境条件并不完全相同,因而存在个体差异性。（　　）

　　A. 正确　　　　　　B. 错误

10. 胎儿畸形或先天性疾病都是遗传引起的,无法预防。（　　）

　　A. 正确　　　　　　B. 错误

11. 长期营养不良造成身材矮小、智力发育迟缓,疾病引起后遗症,铅汞污染物影响智力的发育,母亲受孕早期患感染性或病毒性疾病导致胎儿畸形,这些均属于外在因素影响学前儿童生长发育。（　　）

　　A. 正确　　　　　　B. 错误

12. 家庭结构的完整性对学前儿童生长发育的影响可以忽略不计。（　　）

　　A. 正确　　　　　　B. 错误

13. 战争对学前儿童的影响是暂时的,只要战争结束,学前儿童就可以恢复到原来的状态。（　　）

　　A. 正确　　　　　　B. 错误

14. 学前儿童测量身高时要脱去鞋帽,记录结果时以厘米为单位,误差不能超过0.1厘米。（　　）

　　A. 正确　　　　　　B. 错误

15. 坐高是反映骨生长发育的重要指标,也是正确估计身体发育水平和速度的重要依据。（　　）

　　A. 正确　　　　　　B. 错误

16. 体重与身高之间的相互比例，是衡量学前儿童营养状况的重要标志。（　　）

　　A. 正确　　　　B. 错误

17. 头围的大小反映脑和颅骨的发育程度，大脑发育不全时，可出现头小畸形，因此，头围大些比较好，说明脑发育良好。（　　）

　　A. 正确　　　　B. 错误

18. 头围测量在出生后第一年意义重大，有助于了解大脑的发育情况，对诊断智力低下也有一定的参考意义。（　　）

　　A. 正确　　　　B. 错误

19. 用软尺测量学前儿童胸围时，3岁以下学前儿童取卧位，3岁以上学前儿童取立位，也可以取坐位，胸围测量误差不得超过±0.1厘米。（　　）

　　A. 正确　　　　B. 错误

20. 坐高能反映躯干和下肢的比例关系，坐高的增长反映脊柱和头部的增长。（　　）

　　A. 正确　　　　B. 错误

21. 身高、坐高、头围和胸围的测量误差均不能超过±0.1厘米。（　　）

　　A. 正确　　　　B. 错误

22. 体重测量最好在早晨、空腹、便后进行，测量后要减去衣服的重量，误差不能超过0.2斤。（　　）

　　A. 正确　　　　B. 错误

23. 与形态发育不同，学前儿童生理机能变化迅速，变化的范围更广，对生长发育和外界环境的影响比较敏感，因此测出的数值不够准确，要尽量少用生理功能指标。（　　）

　　A. 正确　　　　B. 错误

24. 呼吸系统功能的生理功能指标包括呼吸频率、肺活量、呼吸差和背肌力等。（　　）

　　A. 正确　　　　B. 错误

25. 心理指标测试采用的是测试量表或问卷调查表，必须由专业人士负责操作，以保证结果的可靠性和有效性。（　　）

　　A. 正确　　　　B. 错误

三、简答题(共10分)

简述学前儿童生长发育的一般规律。

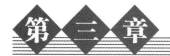

第三章

学前儿童的营养与膳食卫生

复习目标

1. 了解营养、营养素的概念、营养素作用及营养与学前儿童生长发育的关系。
2. 了解能量的概念和学前儿童热能的消耗。
3. 了解学前儿童所需六大类营养素的生理功能、组成、食物来源和缺乏症。
4. 掌握合理营养、平衡膳食的概念,理解学前儿童合理营养、平衡膳食的内容。
5. 理解学前儿童膳食特点,掌握膳食环境的创设。
6. 掌握学前儿童膳食配制的原则。
7. 了解学前儿童食物中毒的原因和预防措施。
8. 掌握学前儿童良好饮食习惯的培养。

重点难点

1. 掌握合理营养、平衡膳食的概念,理解学前儿童合理营养、平衡膳食的内容,掌握学前儿童良好饮食习惯的培养。
2. 理解学前儿童膳食特点和配制膳食原则,以及食物中毒的预防和处理。

考点分析

本章在学业水平考试中占比较高,为12%,共30分。重难点以及考点大部分都集中在第一节内容中,主要围绕学前儿童营养展开,涉及营养的概念、内容,作用等。而第一节中有关六大类营养素的生理功能、组成、食物来源和缺乏症等相关知识常出现在选择题及判断题等题型中。本章考查的难点主要集中在第二节内容中,涉及学前儿童膳食特点,配制膳食及食物中毒的预防和处理等,对于这些内容的学习,需认真细致,并联系幼儿园典型工作任务进行分析解答。

本章思维导图

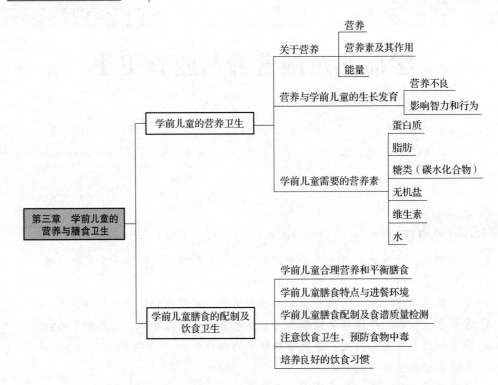

第一节 学前儿童的营养卫生

课时考点分析

本节内容涉及学前儿童营养的基础知识，知识点多且细，多出现于选择题、判断题、简答题等题型中。备考过程中需认真、细致，可通读细读以熟悉教材，并多加练习，尽可能全面掌握本节的知识点。

知识梳理

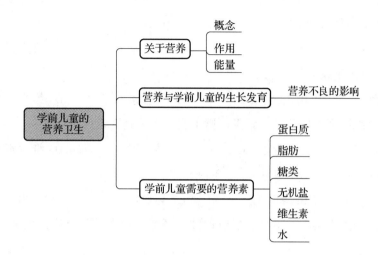

课堂练习

一、选择题

1. 下列表述不属于营养素对人体主要作用的是(　　)。

   A. 修补旧组织，增生新组织　　　　B. 供给能量

   C. 调节生理活动　　　　　　　　　D. 促进生长素的分泌

2. 被称为三大产热营养素的是(　　)。

   A. 无机盐、脂肪与糖类　　　　　　B. 蛋白质、脂肪与糖类

   C. 维生素、脂肪与水　　　　　　　D. 蛋白质、无机盐与脂肪

3. 学前儿童严重缺钙可能会造成(　　)。

   A. 佝偻病　　　　B. 贫血　　　　C. 异食癖　　　　D. 呆小症

4. 下列不能预防学前儿童缺铁性贫血的是(　　)。

   A. 纠正学前儿童挑食、偏食等习惯　　B. 长期以乳类为主食，特别是牛奶

   C. 注意维生素 C 的补充　　　　　　D. 及时治疗胃肠道慢性出血等疾病

5. 学前儿童厌食、味觉降低、生长发育迟缓、皮肤发黄、脱发，甚至有异食癖等。他可能缺乏(　　)。

   A. 钙　　　　　　B. 铁　　　　　　C. 磷　　　　　　D. 锌

6. 学前儿童严重缺碘可能引起(　　)。

   A. 侏儒症　　　　B. 巨人症　　　　C. 呆小症　　　　D. 厌食症

7. 小明最近晚上看不清物体，皮肤干燥粗糙，毛发干脆易脱落。他可能缺乏(　　)。

   A. 维生素 A B. 维生素 B C. 维生素 C D. 维生素 D

8. 佝偻病主要是由于缺乏(　　)。

   A. 维生素 A B. 维生素 B1 C. 维生素 B2 D. 维生素 D

9. 脚气病是由于缺乏(　　)。

   A. 维生素 A B. 维生素 B1 C. 维生素 C D. 维生素 D

10. 引发口腔溃疡、口角炎、舌炎、唇干裂，主要是缺乏(　　)。

    A. 维生素 A B. 维生素 C C. 维生素 B1 D. 维生素 B2

11. 人体缺乏维生素 C 时易患(　　)。

    A. 夜盲症 B. 多动症 C. 坏血症 D. 口角炎

12. 东东比同龄人矮小、怕冷、反应迟钝、嗜睡、智力低下。这是因为东东体内严重缺乏(　　)。

    A. 钙 B. 铁 C. 钠 D. 碘

13. 下列与缺锌无关的是(　　)。

    A. 厌食 B. 口腔炎 C. 异食癖 D. 呆小症

14. 学前儿童严重缺钙，可能患的疾病是(　　)。

    A. 手足搐搦症 B. 口腔溃疡 C. 夜盲症 D. 厌食症

15. 毛细血管脆弱，皮下出血，牙龈出血是由于缺乏(　　)。

    A. 维生素 A B. 维生素 B1 C. 维生素 C D. 维生素 D

16. 下列关于学前儿童合理营养内容的表述，错误的是(　　)。

    A. 食物易消化，并能促进食欲

    B. 含机体所需的一切营养物质

    C. 按时、有规律地定量摄入食物

    D. 含有机体所需的一切营养素和热量，且比例适当

17. 下列关于学前儿童平衡膳食条件的表述，错误的是(　　)。

    A. 质优、种类齐全、量足

    B. 调配得当，容易消化

    C. 各种营养素之间比例适当、合理

    D. 形式多样，幼儿喜欢

二、判断题

1. 营养素是指机体摄取、消化、吸收和利用食物的整个过程。(　　)

   A. 正确 B. 错误

2. 学前儿童所需的六大营养素是蛋白质、脂肪、糖类、无机盐、维生素和水。（　　）

A. 正确　　　　　　B. 错误

3. 营养过剩会导致学前儿童体重超标，但不会对学前儿童心理发育产生消极影响。（　　）

A. 正确　　　　　　B. 错误

4. 营养素对人体的作用包括修补旧组织、增生新组织；供给能量；调节生理活动。（　　）

A. 正确　　　　　　B. 错误

5. 营养不良就是营养缺乏，它会影响学前儿童的生长发育。（　　）

A. 正确　　　　　　B. 错误

6. 学前儿童的新陈代谢旺盛，对水的需要量相对较成人少。（　　）

A. 正确　　　　　　B. 错误

7. 长期以乳类为主食，会造成铁的摄入量不足。（　　）

A. 正确　　　　　　B. 错误

8. 维生素 D 缺乏性佝偻病一般表现为学前儿童烦躁爱哭，睡眠不安，食欲不振，枕部、前额秃发，夜间多汗，肌肉松弛，发育迟缓。（　　）

A. 正确　　　　　　B. 错误

9. 学前儿童表现出厌食、味觉降低，经常发生口腔溃疡，生长发育迟缓，皮肤发黄、脱发等现象，这说明他可能缺乏维生素 B1。（　　）

A. 正确　　　　　　B. 错误

10. 维生素 C 缺乏时易患坏血病。（　　）

A. 正确　　　　　　B. 错误

11. 平衡膳食是指机体摄取、消化、吸收和利用食物的整个过程，也可用来表示食物中营养素含量的多少和质量的好坏。（　　）

A. 正确　　　　　　B. 错误

12. 学前儿童必须从膳食中摄取足够的营养物质和热量，才能满足身体发育、修补组织、维持体内各种生理活动的需要。（　　）

A. 正确　　　　　　B. 错误

13. 严重的营养不良可能造成学前儿童永久性的智力障碍。（　　）

A. 正确　　　　　　B. 错误

14. 人体摄入过量维生素 A，可导致维生素 A 中毒。（　　）

A. 正确　　　　　　B. 错误

三、简答题

简述营养素对人体的作用。

课后精练

一、选择题

1. （　　）是人体进行生理活动和生活活动所需的动力来源，人体每时每刻都在消耗能量。

　　A. 能量　　　　B. 营养　　　　C. 营养素　　　　D. 脂肪

2. 学前儿童基础代谢的能量需要比成人高（　　）。

　　A. 10%　　　　B. 20%　　　　C. 30%　　　　D. 40%

3. 三种主要营养素的特殊动力作用各不相同，（　　）的特殊动力作用最大。

　　A. 糖类　　　　B. 维生素　　　　C. 蛋白质　　　　D. 脂肪

4. 学前儿童生长发育期需要（　　）种必需氨基酸。

　　A. 7　　　　B. 8　　　　C. 9　　　　D. 10

5. 蛋白质是构成人体细胞和组织的主要成分，约占体重的（　　）。

　　A. 10%　　　　B. 20%　　　　C. 30%　　　　D. 40%

6. 脂肪主要储存在（　　）。

　　A. 腹腔　　　　B. 胸腔　　　　C. 骨骼　　　　D. 头颅

7. 不溶于脂肪或脂肪溶剂的是（　　）。

　　A. 维生素 C　　　　B. 维生素 A　　　　C. 维生素 E　　　　D. 维生素 D

8. 学前儿童每日膳食中要保证有充足的蔬菜，其中有机蔬菜应占摄入蔬菜总量的（　　）以上为佳。

　　A. 三分之一　　　　B. 二分之一　　　　C. 四分之一　　　　D. 三分之二

9. 学前儿童缺（　　）会表现为厌食、味觉降低，经常发生口腔炎及口腔溃疡，严重的患异食癖。

　　A. 锌　　　　B. 铁　　　　C. 镁　　　　D. 铜

10. （　　）可以促进人体对铁的吸收，有利于血红蛋白的合成。

　　A. 维生素 A　　　　B. 维生素 B　　　　C. 维生素 C　　　　D. 维生素 D

11. ( )中的成分可以在人体中转化为维生素A。

A. 青椒　　　　B. 大米　　　　C. 香蕉　　　　D. 土豆

12. 学前儿童体内水分相对较成人多，占体重的( )。

A. 55%~60%　　B. 60%~65%　　C. 65%~70%　　D. 70%~75%

13. ( )是治疗坏血病的特效药。

A. 维生素A　　B. 维生素B　　C. 维生素C　　D. 维生素D

14. 下列属于脂肪的生理功能的是( )。

A. 保护内脏、神经和血管　　　　B. 增强抵抗力

C. 促进肠蠕动和排空　　　　　　D. 节约蛋白质

15. 人体合成甲状腺激素的主要原料是( )。

A. 铁　　　　B. 锌　　　　C. 碘　　　　D. 钙

16. 脚气病是由于缺乏( )。

A. 维生素A　　B. 维生素B1　　C. 维生素C　　D. 维生素D

17. 煨排骨汤时可适当加点( )，使排骨中的钙溶解于汤中。

A. 糖　　　　B. 酱油　　　　C. 醋　　　　D. 碱

18. ( )能促进钙和磷的吸收。

A. 维生素A　　B. 维生素B　　C. 维生素C　　D. 维生素D

19. ( )是合成血红蛋白的主要成分，参与氧的输送和组织的呼吸。

A. 钙　　　　B. 铁　　　　C. 锌　　　　D. 碘

20. 晓华最近脸色苍白乏力，经常感冒。家长应为晓华添加( )。

A. 动物性食物　　B. 乳制品　　C. 豆类食物　　D. 谷物类

二、判断题

1. 学前儿童生长发育迅速，新陈代谢旺盛，所需各种营养素和热能相对比成人多。( )

A. 正确　　　　B. 错误

2. 合理营养能够促进健康，营养缺乏和营养平衡失调则可引起疾病。( )

A. 正确　　　　B. 错误

3. 学前儿童所需能量与生长速度成反比。( )

A. 正确　　　　B. 错误

4. 保护人体机制的抗体就是各种蛋白质。( )

A. 正确　　　　B. 错误

5. 必需氨基酸是必须在体内合成的氨基酸。（　　）

   A. 正确　　　　　　B. 错误

6. 含有机体所需的一切营养素和热量的饮食结构就是学前儿童合理的营养。（　　）

   A. 正确　　　　　　B. 错误

7. 糖类可以以糖原形式储存，但不能以脂肪形式储存。（　　）

   A. 正确　　　　　　B. 错误

8. 蛋白质营养价值的高低，取决于所含氨基酸的种类。（　　）

   A. 正确　　　　　　B. 错误

9. 食用碘盐是摄入碘的重要途径。（　　）

   A. 正确　　　　　　B. 错误

10. 乳类含铁量少，以乳类为主食的婴儿需补铁。（　　）

    A. 正确　　　　　　B. 错误

11. 植物性食物中所含的铁比动物性食物中所含的铁吸收率高。（　　）

    A. 正确　　　　　　B. 错误

12. 锌以肉类、鱼类、肝和海产品中含量较高。（　　）

    A. 正确　　　　　　B. 错误

13. 淘米时不用热水、流水淘洗，次数也不宜过多，以免营养素损失和破坏。（　　）

    A. 正确　　　　　　B. 错误

14. 学前儿童生长发育迅速，对营养素需要相对较多。但学前儿童由于各个器官和身体均比较小，运动消耗也较少，所以所需的热能相对成人少。（　　）

    A. 正确　　　　　　B. 错误

15. 动物性蛋白质，因为所含氨基酸种类、数量和比例都较接近人体蛋白，且易被人体吸收和利用，属于优质蛋白，其余的蛋白质都不属于优质蛋白质。（　　）

    A. 正确　　　　　　B. 错误

16. 糖类除提供热能外，基本不含其他营养成分，吃多了会影响食欲，还会促使龋齿的发生，所以学前儿童应尽量少吃。（　　）

    A. 正确　　　　　　B. 错误

17. 维生素 A 只存在于动物性食物中，如肝、蛋黄、乳类、鱼肝油等。植物性食物中胡萝卜不含维生素 A。（　　）

    A. 正确　　　　　　B. 错误

18. 因为动物性食物中维生素 B2 含量较多，所以学前儿童缺乏维生素 B2 时，应适当多吃些动物内脏、肉类、鱼类等动物性食物。（   ）

　　A. 正确　　　　　B. 错误

19. 维生素 B1 能促进胃排空，增进食欲，因此，厌食的学前儿童可以多补充些含维生素 B1 的食物。（   ）

　　A. 正确　　　　　B. 错误

20. 糖类可以以糖原形式储存，但不能以脂肪形式储存。（   ）

　　A. 正确　　　　　B. 错误

三、简答题

1. 简述学前儿童所需能量主要用在哪几个方面？

2. 简述营养与学前儿童生长发育的关系。

3. 简述蛋白质的互补作用。

第二节　学前儿童膳食的配制及饮食卫生

课时考点分析

本节内容考查的是合理营养、平衡膳食的概念，学生要理解学前儿童合理营养、平衡膳食的内容；理解学前儿童膳食特点，掌握膳食环境的创设；掌握学前儿童膳食配制的原则；了解学前儿童食物中毒的原因和预防措施；掌握学前儿童良好饮食习惯的培养等。本节试题考查形式灵活多样，多见于简答题、论述题及案例分析题。

知识梳理

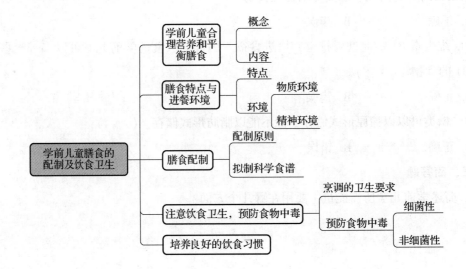

课堂练习

一、选择题

1. 下列容易引起细菌性食物中毒的食物是（　　）。

   A. 发芽的马铃薯　　　　　　　　B. 未煮熟的四季豆

   C. 肉类食品　　　　　　　　　　D. 假沸的豆浆

2. 下列不属于非细菌性食物中毒的是（　　）。

   A. 食用感染的猪肉后出现中毒症状

   B. 食用发芽的马铃薯后出现中毒症状

   C. 食用未完全煮沸的豆浆后出现中毒症状

   D. 食用未煮熟的四季豆后出现中毒症状

3. 下列关于学前儿童合理营养内容的表述，错误的是（　　）。

   A. 食物易消化，并能促进食欲

   B. 含机体所需的一切营养物质

   C. 按时、有规律地定量摄入食物

   D. 含有机体所需的一切营养素和热量，且比例适当

4. 下列关于学前儿童平衡膳食条件的表述，错误的是（　　）。

   A. 质优、种类齐全、量足　　　　B. 调配得当，容易消化

C. 各种营养素之间比例适当、合理　　D. 形式多样，幼儿喜欢

5. 下列关于学前儿童膳食特点，表述正确的是(　　)。

   A. 膳食营养要求丰富、多样、均衡　　B. 幼儿年龄越大，膳食次数越多

   C. 不同家庭环境的幼儿膳食特点一样　　D. 不同年龄幼儿的膳食心理特点一样

6. 学前儿童常出现细菌性食物中毒。这种现象多见于(　　)。

   A. 春夏季　　　B. 夏秋季　　　C. 秋冬季　　　D. 冬春季

7. 下列预防学前儿童食物中毒的做法，错误的是(　　)。

   A. 严格消毒管理制度　　　　　　B. 生熟食分开储存

   C. 食用新鲜的黄花菜　　　　　　D. 四季豆要煮熟煮透

二、判断题

1. 当学前儿童拒食某种食物时，成人应该强迫其进食。(　　)

   A. 正确　　　B. 错误

2. 平衡膳食是指机体摄取、消化、吸收和利用食物的整个过程，也可用来表示食物中营养素含量的多少和质量的好坏。(　　)

   A. 正确　　　B. 错误

3. 学前儿童必须从膳食中摄取足够的营养物质和热量，才能满足身体发育、修补组织、维持体内各种生理活动的需要。(　　)

   A. 正确　　　B. 错误

4. 学前儿童在膳食上极易受父母和教师对食物好恶态度的影响。(　　)

   A. 正确　　　B. 错误

5. 为了丰富学前儿童的食品种类，幼儿园可让幼儿食用腌制品。(　　)

   A. 正确　　　B. 错误

6. 食用受污染的海鲜类食品很容易引起细菌性食物中毒。(　　)

   A. 正确　　　B. 错误

7. 豆浆加热至 80 ℃ 左右，沸腾了就可以放心食用。(　　)

   A. 正确　　　B. 错误

三、简答题

如何培养学前儿童良好的饮食习惯？

课后精练

一、选择题

1. 学前儿童每日膳食中要保证有充足的蔬菜，其中有机蔬菜应占摄入蔬菜总量的（　　）以上为佳。
   A. 三分之一　　B. 二分之一　　C. 四分之一　　D. 三分之二

2. （　　）可以促进人体对铁的吸收，有利于血红蛋白的合成。
   A. 维生素A　　B. 维生素B　　C. 维生素C　　D. 维生素D

3. 细菌性食物中毒多发生在（　　）。
   A. 春季　　B. 夏季　　C. 秋季　　D. 冬季

4. 在学前儿童的膳食配制中，动物性蛋白质及豆类蛋白质不少于每日所需蛋白质总量的（　　）。
   A. 30%　　B. 40%　　C. 50%　　D. 60%

5. 幼儿园的食谱是根据学前儿童营养需要量、每日三餐供热量的比例、饮食习惯、市场供应情况等因素，制订出（　　）内每日三餐和午点用量及菜肴配制的计划。
   A. 一周　　B. 一个月　　C. 一学期　　D. 一年

6. 3~6岁学前儿童每日需食蔬菜（　　）。
   A. 50克　　B. 100克　　C. 200~300克　　D. 300~400克

7. 1岁以内的学前儿童膳食的次数由每天10~12次，逐渐过渡到每天（　　）。
   A. 7~8次　　B. 5~6次　　C. 4~5次　　D. 2~3次

8. 下列不属于学前儿童进餐中的卫生要求的是（　　）。
   A. 注意培养学前儿童良好的生活习惯
   B. 注意培养学前儿童文明的进餐习惯
   C. 注意培养学前儿童良好的卫生习惯
   D. 注意培养学前儿童良好的沟通能力

9. 对幼儿园的食谱要定期进行（　　）计算，并根据计算结果提出改进意见。
   A. 时间　　B. 财政　　C. 数字　　D. 营养

10. 为学前儿童拟制食谱，下面正确的是（　　）。
    A. 只吃蔬菜，不吃水果
    B. 米面越精越好
    C. 各类食物应互相搭配
    D. 多吃海鲜和肉类

11. 食物供给中既要考虑量的多少，又要考虑是否优质的营养成分为（　　）。
    A. 糖类　　B. 脂肪　　C. 蛋白质　　D. 维生素

12. 每餐热量分配中，早餐占（　　）。
   A. 10%　　　　　B. 25%　　　　　C. 30%　　　　　D. 35%

13. 学前儿童的进餐时间每次应控制在（　　）分钟，不宜太长。
   A. 10　　　　　B. 30　　　　　C. 40　　　　　D. 60

14. 平衡膳食基本上包括六大类食品，即（　　）、动物性食品、豆类及制品、（　　）、烹调油类、调味品。
   A. 谷类、蔬菜及水果　　　　　B. 碳水化合物、蔬菜
   C. 谷类、水果　　　　　　　　D. 糖类、蔬菜及水果

15. 3~6岁学前儿童每日膳食次数为（　　）。
   A. 10~12次/天　　B. 7~8次/天　　C. 4~5次/天　　D. 5~6次/天

16. 动物性蛋白质及豆类蛋白质不少于每日所需蛋白质总量的（　　）。
   A. 20%　　　　　B. 30%　　　　　C. 40%　　　　　D. 50%

17. 春末夏初需补充充分的维生素（　　）和钙。
   A. B　　　　　　B. C　　　　　　C. D　　　　　　D. E

18. 制作面食要少放或是不放（　　），以免损失过量的维生素B1。
   A. 碱　　　　　　B. 糖　　　　　　C. 盐　　　　　　D. 油

19. 细菌性食物中毒在食物中毒中所占比例最大，在我国为（　　）。
   A. 20%~30%　　B. 30%~40%　　C. 40%~50%　　D. 50%~60%

20. 扁豆中毒主要表现为胃肠道症状，食后（　　）即出现症状。
   A. 30分钟　　　B. 1~2小时　　C. 2~4小时　　D. 5小时

二、判断题

1. 平衡膳食要求包括各种营养素和热量的平衡、各种氨基酸的平衡、酸碱平衡和各类食物的平衡等。（　　）
   A. 正确　　　　　B. 错误

2. 挑食不利于学前儿童身体全面发展，所以当他们拒绝某种食物时，我们要想尽办法让他们吃进去，以免他们营养不全面。（　　）
   A. 正确　　　　　B. 错误

3. 拟定好学前儿童食谱后，可以再根据季节变化做调整。（　　）
   A. 正确　　　　　B. 错误

4. 引起细菌性中毒的食物主要是米、面主食类的食物。（　　）
   A. 正确　　　　　B. 错误

5. 腐败变质的食物不仅能引起食物中毒，还可诱发癌变。（　　）
   A. 正确　　　　　B. 错误

6. 发芽较少的马铃薯去掉芽眼，在冷水中浸泡30分钟，再煮熟煮透就不会中毒。（　　）

　　A. 正确　　　　　　B. 错误

7. 生豆浆要煮熟煮透后再食用，否则将出现中毒情况。（　　）

　　A. 正确　　　　　　B. 错误

8. 幼儿园适当给学前儿童多吃一些烟熏、烧烤和腌制食品，满足其多方面营养需求。（　　）

　　A. 正确　　　　　　B. 错误

9. 学前儿童膳食中营养素的供给标准是一成不变的。（　　）

　　A. 正确　　　　　　B. 错误

10. 果蔬类食物可以作为人体能量的主要来源。（　　）

　　A. 正确　　　　　　B. 错误

11. 食物价格越高，品质越精，越有营养，进口的比国产的有营养。（　　）

　　A. 正确　　　　　　B. 错误

12. 学前儿童每日约需磷900毫克，与钙保持1∶1的比例，才利于学前儿童的吸收。（　　）

　　A. 正确　　　　　　B. 错误

13. 为了保证蔬菜中维生素C不损失，蔬菜要先洗后切，洗菜时不要久泡水中，要现吃现炒。（　　）

　　A. 正确　　　　　　B. 错误

14. 生的四季豆如果不煮熟煮透，不会导致中毒。（　　）

　　A. 正确　　　　　　B. 错误

15. 在膳食上，学前儿童只受食物的色、香、味、量和个人心理状态的影响。（　　）

　　A. 正确　　　　　　B. 错误

16. 配制学前儿童膳食时要注意根据季节做适当的调整，冬季适当增加脂肪量，夏季多选用清淡的食品。（　　）

　　A. 正确　　　　　　B. 错误

17. 生长发育所需的热能是学前儿童所特有的需要，而且是成正比的。（　　）

　　A. 正确　　　　　　B. 错误

18. 严重的营养不良会造成学前儿童暂时性的智力障碍。（　　）

　　A. 正确　　　　　　B. 错误

19. 选择学前儿童的主副食要新鲜、外观卫生、有标签、成分清晰，只能在商场、超市购买。（　　）

　　A. 正确　　　　　　B. 错误

20. 一般情况下营养供给量与营养需要量相等。（　　）

A. 正确　　　　　　B. 错误

三、简答题

1. 学前儿童膳食有哪些特点？

2. 简述合理营养的概念及内容。

3. 如何创设健康的膳食环境？

四、论述题

试述配制学前儿童膳食的原则。

本章自测

（共100分）

一、选择题（每小题1分，共20分）

1. 下列功能中属于蛋白质、脂肪共同具有的是(　　)。

A. 新生和修补机体组织　　　　B. 调节生理功能
C. 免疫功能　　　　　　　　　D. 产生热能

2. (　　)能促进钙和磷的吸收。

A. 维生素A　　B. 维生素B　　C. 维生素C　　D. 维生素D

3. 下列食物中含碘最丰富的食物是(　　)。

A. 海带　　　　B. 瘦肉　　　　C. 鸡蛋　　　　D. 地瓜

4. 维生素 A 只存在于( )食品中。

　　A. 植物性　　　B. 动物性　　　C. 乳类　　　D. 保健

5. 以下( )缺乏有可能导致夜盲症、眼干燥症和眼结膜毕脱氏斑等眼部症状的发生。

　　A. 维生素 A　　B. 维生素 C　　C. 维生素 B　　D. 维生素 D

6. 人体失水( )会产生酸中毒，失水( )以上会危及生命。

　　A. 5%，10%　　B. 10%，20%　　C. 15%，20%　　D. 15%，25%

7. 对学前儿童的食谱要定期进行( )计算，并根据计算结果提出改进意见。

　　A. 时间　　　B. 财政　　　C. 数字　　　D. 营养

8. 制作面食要少放或不放碱，以免损失过多的( )。

　　A. 维生素 A　　B. 维生素 C　　C. 维生素 B1　　D. 维生素 D

9. 学前儿童膳食中产热营养素所占比例最大的是( )。

　　A. 糖类　　　B. 脂肪　　　C. 蛋白质　　　D. 无机盐

10. 植物油含维生素( )丰富，奶油、鱼油消化率高，富含维生素( )和维生素( )。

　　A. C A D　　B. A A D　　C. D C B　　D. A D E

11. 人体内含量较多的无机盐是( )。

　　A. 铁　　　B. 锌　　　C. 碘　　　D. 钙

12. 下列食物，含钙量最高的是( )。

　　A. 猪肉　　　B. 鱼肉　　　C. 苋菜　　　D. 乳类

13. 人体有 60%~70% 的铁在( )中，参与氧的输送和组织的呼吸。

　　A. 白细胞　　B. 红细胞　　C. 血小板　　D. 骨骼

14. 男性第二性特征发育及女性的生殖系统各个时期的发育都需要( )参与。

　　A. 钙　　　B. 铁　　　C. 锌　　　D. 碘

15. 严重缺碘可导致( )。

　　A. 口腔炎　　B. 脚气　　C. 侏儒症　　D. 克汀病

16. 维生素可以调节人体的生理功能，尤其与( )有密切关系。

　　A. 钙　　　B. 铁　　　C. 酶　　　D. 碘

17. 佝偻病主要是由于缺乏( )。

　　A. 维生素 A　　B. 维生素 B　　C. 维生素 C　　D. 维生素 D

18. 在米的淘洗过程中，主要损失的营养是( )。

　　A. 维生素 B 和无机盐　　　　B. 碳水化合物

C. 蛋白质　　　　　　　　　　　D. 维生素 C

19. 下列食物中,含钙最丰富且易于吸收的是(　　)。

A. 乳类　　　　B. 菠菜　　　　C. 豆类　　　　D. 瘦肉

20. 学前儿童的膳食计划应力求各营养素之间有合理的比值,其中蛋白质所提供的热能应占总热量的(　　)。

A. 12%~15%　　B. 15%~20%　　C. 20%~30%　　D. 55%~60%

二、判断题(每小题1分,共20分)

1. 学前儿童生长发育旺盛,所以摄入的蛋白质越多越好。(　　)

A. 正确　　　　　　　　　　　B. 错误

2. 学前儿童每日约需磷90毫克,磷与钙保持1∶1的比例,才利于学前儿童的吸收。(　　)

A. 正确　　　　　　　　　　　B. 错误

3. 胃肠蠕动不需要消耗能量。(　　)

A. 正确　　　　　　　　　　　B. 错误

4. 学前儿童所需能量与生长的速度成正比,生长越快,能量需要越多。(　　)

A. 正确　　　　　　　　　　　B. 错误

5. 严重营养不良可以造成学前儿童永久性的智力障碍。(　　)

A. 正确　　　　　　　　　　　B. 错误

6. 保护人体机制的抗体就是各种蛋白质,缺少时机体抵抗力会低下。(　　)

A. 正确　　　　　　　　　　　B. 错误

7. 胡萝卜素能溶于水。(　　)

A. 正确　　　　　　　　　　　B. 错误

8. 糖类主要来源于蔬菜和水果。(　　)

A. 正确　　　　　　　　　　　B. 错误

9. 无机盐对维持机体酸碱平衡,对心脏及神经肌肉兴奋性的调节均有重要作用。(　　)

A. 正确　　　　　　　　　　　B. 错误

10. 血钙降低,神经、肌肉兴奋性降低,会引起手足搐搦症。(　　)

A. 正确　　　　　　　　　　　B. 错误

11. 人体各器官组织都含有锌,1/4储存于骨骼,1/3储存于肝。(　　)

A. 正确　　　　　　　　　　　B. 错误

12. 维生素 A 缺乏会使上皮细胞过度角化,导致皮肤粗糙。(　　)

A. 正确　　　　　　　　　　　B. 错误

13. 维生素 B1 不溶于水，在酸性环境中极易被破坏。（　　）

　　A. 正确　　　　　　B. 错误

14. 学前儿童新陈代谢旺盛，对水的需要量相对较成人多。（　　）

　　A. 正确　　　　　　B. 错误

15. 细菌性食物中毒，一般都有明显的胃肠道症状，以恶心、呕吐、腹泻、无力最为常见。（　　）

　　A. 正确　　　　　　B. 错误

16. 植物性食物中不含脂肪。（　　）

　　A. 正确　　　　　　B. 错误

17. 无机盐与学前儿童的发育密切相关，年龄越小，越易缺乏。（　　）

　　A. 正确　　　　　　B. 错误

18. 锌以肉类、鱼类、肝和海产品中含量较高。（　　）

　　A. 正确　　　　　　B. 错误

19. 基础代谢是指人体在空腹、静卧、睡眠时，用以维持基本生命活动时机体的能量需要量，包括维持体温、肌肉张力、循环、呼吸、肠蠕动、腺体活动等。（　　）

　　A. 正确　　　　　　B. 错误

20. 健康的膳食环境是室内光线充足、环境幽雅整洁，创设和谐的就餐气氛，不强迫学前儿童进食，但可穿插一些知识教育、情感交流、行为习惯的训练。（　　）

　　A. 正确　　　　　　B. 错误

三、简答题（每小题 5 分，共 20 分）

1. 简述营养不良对学前儿童生长发育的影响。

2. 简述学前儿童膳食的特点。

3. 简述学前儿童健康膳食环境的创设要求。

4. 简述蛋白质的生理功能。

四、论述题(共20分)

结合实际生活,说说如何培养学前儿童良好的饮食习惯。

五、案例分析题(每小题10分,共20分)

1. 某幼儿园学前儿童中午食用了该园食堂提供的荔枝肉后,出现食物中毒症状,下午陆续有学前儿童发生腹泻、腹痛、呕吐及其他不适症状。经医院排查,有88名学前儿童确认食物中毒,其中部分学前儿童有低烧症状,部分学前儿童有脱水症状,其他学前儿童情况稳定。

请结合案例谈谈如何预防学前儿童食物中毒。

2. 根据学前儿童膳食配制的原则,某幼儿园设计了该园学前儿童的一周食谱,见表3-1。

表3-1 某幼儿园一周食谱

餐次	周一	周二	周三	周四	周五
早点	牛奶 小馒头	豆浆 小蛋糕	牛奶 烤面包片	牛奶 小蛋糕	豆浆 小面包
午餐	米饭 绿豆芽 炒肉 青菜汤	米饭 红烧带鱼 紫菜豆腐汤 炒青菜	可乐 薯条 炸鸡腿 土豆泥	排骨饭(排骨、胡萝卜、香肠、青菜) 西红柿鸡蛋汤	米饭 麻婆豆腐 素炒芹菜 冬瓜花蛤汤
午点	绿豆粥 火龙果	八宝粥 香蕉	面片汤 小番茄	小米粥 苹果	玉米糊 哈密瓜

请你分析:

(1)食谱中所选食物搭配和烹饪方法是否符合要求?为什么?

(2)请帮忙改进食谱。

第四章

学前儿童常见疾病及预防

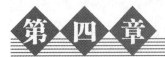

1. 掌握传染病的概念、基本特征及其流行的三个环节。
2. 掌握传染病的预防措施。
3. 了解学前儿童几种常见传染病(流行性感冒、水痘、流行性腮腺炎、手足口病和急性出血性结膜炎)的病因和主要症状,掌握其护理方法和预防措施。
4. 了解学前儿童常见非传染性疾病:
(1)弱视、斜视、维生素D缺乏病、缺铁性贫血、中耳炎的病因、主要症状、护理方法和预防措施;
(2)小儿肺炎、腹泻、龋齿、肥胖、痱子的病因和主要症状,掌握其护理方法和预防措施。

重点难点

1. 学前儿童常见传染病及非传染病的病因、症状、护理及预防措施。
2. 能区分几种常见的传染病及非传染病,并能正确处理。

考点分析

本章在学业水平考试中占比较高,为13%,共32.5分。在学习本章时,建议在掌握传染病的概念、基本特征及其流行的三个环节,以及传染病的预防措施等知识点的基础上,融会贯通学前儿童几种常见传染病及非传染病的病因、症状、护理及预防措施,并能正确处理。因此,学生要结合幼儿园具体工作任务及典型工作案例,加强练习,提高分析问题、解决问题的能力。

本章思维导图

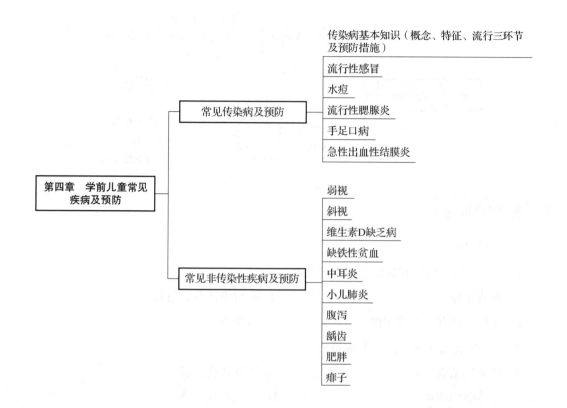

第一节 学前儿童常见传染病及预防

课时考点分析

本节课除了考查传染病的基本概念、基本特征、流行三环节及预防措施外，还考查几种常见传染病(流行性感冒、水痘、流行性腮腺炎、手足口病和急性出血性结膜炎)的病因和主要症状，并要求掌握其护理方法和预防措施等。本节试题考查形式多为简答题、论述题及案例分析题。

— 87 —

知识梳理

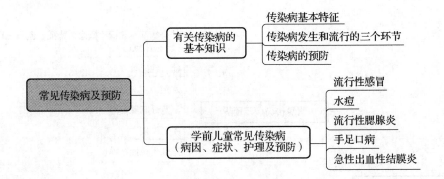

课堂练习

一、选择题

1. 传染病与非传染病特征的根本区别是（　　）。

　　A. 有病原体　　　　　　　　　　B. 有传染性与流行性

　　C. 病程发展有一定规律性　　　　D. 有免疫性

2. 大多数传染病的主要传染源是（　　）。

　　A. 传染病患者　　　　　　　　　B. 病原体携带者

　　C. 受感染的动物　　　　　　　　D. 传染病接触者

3. 对传染病患者必须做到"三早"——早发现、早隔离、早治疗，这主要是为了（　　）。

　　A. 控制传染源　　　　　　　　　B. 切断传播途径

　　C. 提高易感人群的抵抗力　　　　D. 检疫传染病

4. 流行性感冒的主要传播途径是（　　）。

　　A. 虫媒传播　　　　　　　　　　B. 饮食传播

　　C. 空气飞沫传播　　　　　　　　D. 日常生活接触传播

5. 为了预防新型冠状病毒感染，国家提倡接种新冠疫苗，这是传染病预防中的哪项措施？（　　）

　　A. 控制传染源　　　　　　　　　B. 消毒隔离

　　C. 切断传播途径　　　　　　　　D. 提高易感人群的抵抗力

6. 为了预防流行性感冒，下列做法不恰当的是（　　）。

　　A. 多晒太阳，多参加户外活动　　B. 随天气变化及时增减衣物

　　C. 冬季活动室、卧室要紧闭门窗　D. 冬春季不去或少去拥挤的公共场所

7. 小虹发热的同时，还出现了向心性皮疹。皮疹先见于头皮、面部，渐渐延及躯干、四肢。由此判断，她可能得了(　　)。

　　A. 手足口病　　　B. 水痘　　　　C. 湿疹　　　　D. 痱子

二、判断题

1. 对水痘患儿要勤剪指甲，避免抓破皮肤，引起感染。(　　)

　　A. 正确　　　　　B. 错误

2. 水痘患儿必须隔离至皮疹全部干燥结痂为止。(　　)

　　A. 正确　　　　　B. 错误

3. 水痘是一种呼吸道传染病，传染性强，病后免疫力不持久，可多次感染。(　　)

　　A. 正确　　　　　B. 错误

4. 手足口病的轻症患儿不必住院，可在家中治疗、休息，避免交叉感染。(　　)

　　A. 正确　　　　　B. 错误

课后精练

一、选择题

1. 传染病是由(　　)侵入机体引起的，并能在人群之间、人与动物或动物与动物之间传播的疾病。

　　A. 寄生虫　　　　B. 细菌　　　　C. 病毒　　　　D. 病原体

2. 引起传染病传播和流行的传染源主要有(　　)。

　　A. 传染病患者

　　B. 病原体携带者

　　C. 病原体携带者、受感染的动物

　　D. 传染病患者、病原体携带者、受感染的动物

3. 传染病的发展过程具有从一个阶段进展到另一个阶段的(　　)。

　　A. 程序性　　　　B. 规律性　　　C. 阶段性　　　D. 传染性

4. 某一传染病的易感人群是指(　　)。

　　A. 未接种过某传染病疫苗的人　　　B. 携带某传染病病原体的人

　　C. 未曾感染过某传染病的人　　　　D. 容易染上某传染病的人

5. 病原体会随患者或携带者说话、咳嗽、打喷嚏等产生飞沫散布到周围的空气中，使他人感染。该传播途径属于(　　)。

　　A. 饮食传播　　　　　　　　　　　B. 日常生活接触传播

C. 空气飞沫传播　　　　　　　　D. 虫媒传播

6. 若幼儿园发现传染病患儿或疑似传染病患儿,应当采取的措施中,不恰当的是(　　)。

A. 及时报告卫生防疫部门　　　　B. 及时报告教育主管部门

C. 及时隔离患儿及疑似患儿　　　D. 及时让患儿在活动室内休息

7. 托幼园所每日晨检,可以尽早发现可能的传染病患儿,这属于(　　)。

A. 保护易感幼儿　　　　　　　　B. 切断传播途径

C. 控制传染源　　　　　　　　　D. 隔离易感人群

8. 下列疾病中,属于传染病的是(　　)。

A. 缺铁性贫血　　B. 手足口病　　C. 龋齿　　　　D. 痱子

9. 老鼠是四害之一,还会传播很多疾病,它属于传染病的(　　)。

A. 传染源　　　　B. 传播途径　　C. 病原体　　　D. 易感者

10. 起病急,常为双眼或左右眼先后发病,患眼有异物或烧灼感及轻度怕光、流泪,这可能是(　　)。

A. 流行性感冒　　B. 弱视　　　　C. 斜视　　　　D. 急性出血性结膜炎

11. 如果是因不及时对患者使用过的物品、衣物等日常用品进行消毒而引起的传染病流行,其传播途径是(　　)。

A. 空气飞沫传播　　　　　　　　B. 日常生活接触传播

C. 饮食传播　　　　　　　　　　D. 虫媒传播

12. 下列关于传播途径定义最为全面准确的是(　　)。

A. 病原体从传染源到达传染病患者的体内所经过的途径

B. 病原体从病原体携带者到达健康的人的体内所经过的途径

C. 病原体从传染病患者到达健康的人的体内所经过的途径

D. 病原体从传染源到达健康的人的体内所经过的途径

13. 下列疾病中不属于传染病的是(　　)。

A. 流行性感冒　　　　　　　　　B. 急性出血性结膜炎

C. 水痘　　　　　　　　　　　　D. 中耳炎

14. 传染病在一定条件下会使某一时期、某一地区出现较多的患者,这说明传染病具有(　　)。

A. 规律性　　　　B. 免疫性　　　C. 传染性　　　D. 流行性

15. 胃肠道传染病可通过水、食物、手、(　　)等传播。

A. 苍蝇　　　　　B. 蚊子　　　　C. 蜜蜂　　　　D. 蝴蝶

16. 在传染病传播与流行过程中，既是传染病的传染源，又是传播途径的是（　　）。

   A. 感染传染病的猫和狗　　　　　　B. 消化道传染病患者用过的杯子

   C. 患流行性腮腺炎的幼儿　　　　　D. 带有疟原虫的蚊子

17. 苍蝇携带了很多致病微生物，令人讨厌。苍蝇在传染病传播中起到的作用是（　　）。

   A. 传染病的传染源　　　　　　　　B. 传染病的传播途径

   C. 传染病的病原体　　　　　　　　D. 传染病的传染性

18. 乙型肝炎病毒的携带者属于（　　）。

   A. 传染源　　　B. 病原体　　　C. 传播途径　　　D. 易感者

19. 在日常生活中，我们强调一些卫生常识，如饭前便后要洗手等。从预防传染病流行的角度看，这是为了（　　）。

   A. 控制传染源　　B. 切断传播途径　　C. 保护易感人群　　D. 以上都是

20. 学前儿童患流行性感冒并发（　　）。

   A. 麻疹　　　　B. 水痘　　　　C. 中耳炎　　　　D. 猩红热

二、判断题

1. 幼儿园及时清理积水，保持卫生，防止蚊虫接触学前儿童，这样可以有效切断传染病的日常生活接触传播。（　　）

   A. 正确　　　　B. 错误

2. 传染病只有在发生和流行的环节全都具备时才会形成流行。（　　）

   A. 正确　　　　B. 错误

3. 因为蚊子会携带大量的"乙脑"病毒，所以必须防蚊灭蚊，这一措施属于预防传染病中的控制传染源的要求。（　　）

   A. 正确　　　　B. 错误

4. 实施计划免疫，是为保护易感学前儿童所采取的有效手段。（　　）

   A. 正确　　　　B. 错误

5. 尽早发现传染病患者和病原体携带者，可有效控制传染病传播。（　　）

   A. 正确　　　　B. 错误

6. 传染病患者隔离后对其原来的活动场所要进行一次开窗通风。（　　）

   A. 正确　　　　B. 错误

7. 传染病传播快，波及面广，危害大。只要加强预防，做好早期检测，可收到理想效果。因此，积极全面治疗传染病患者是控制传染病传播最有效的手段。（　　）

   A. 正确　　　　B. 错误

8. 新型冠状病毒感染疫情暴发后，上级管理部门要求托幼园所应设立隔离观察室，这是预防传染病措施中保护易感学前儿童的需要。（　　）

  A. 正确   B. 错误

9. 不同传染病都有其特定的传播途径，但传染病一般只通过一种传播途径进行传播。（　　）

  A. 正确   B. 错误

10. 传染病的四个基本特征是有病原体、传染性、流行性、免疫性。（　　）

  A. 正确   B. 错误

11. 实施计划免疫，是为保护易感学前儿童所采取的有效手段。（　　）

  A. 正确   B. 错误

12. 禽流感暴发时，灭杀染病的禽类动物，避免其到处散播病原体，是属于切断传播途径的措施。（　　）

  A. 正确   B. 错误

13. 流行性感冒病毒容易发生变异，当人群对变异的流行性感冒病毒尚无免疫力时，有可能造成大范围流行。（　　）

  A. 正确   B. 错误

14. 水痘患儿在发病3天内，皮肤可见三种皮疹：红色小点、水疱、结痂。（　　）

  A. 正确   B. 错误

15. 有的传染病痊愈后可获终身免疫，有的则免疫时间很短，如急性出血性结膜炎。（　　）

  A. 正确   B. 错误

16. 日常生活接触传播的传染病，是因为患者或病原携带者排出的分泌物或排泄物污染了日常用品，如红眼病等。（　　）

  A. 正确   B. 错误

17. 因为蚊子会携带大量的"乙脑"病毒，所以必须防蚊灭蚊，这一措施属于预防传染病中的控制传染源的要求。（　　）

  A. 正确   B. 错误

18. 特异性免疫是生来就具有的免疫力，可以遗传给后代。（　　）

  A. 正确   B. 错误

19. 对可疑者及水痘接触者，应检疫2周。（　　）

  A. 正确   B. 错误

20. 预防感冒是预防中耳炎的积极措施。（　　）

A. 正确　　　　　B. 错误

三、简答题

1. 如何预防及护理流行性感冒？

2. 简述水痘患儿的护理措施及预防。

3. 如何预防学前儿童急性出血性结膜炎？

4. 简述手足口病的症状。

四、论述题

请联系实际，谈谈传染病的特征及预防。

五、案例分析题

明明是某幼儿园中班小朋友。一天上午，教师发现明明有点咳嗽，还流口水，中午吃饭也没胃口。午睡起来后，明明开始有点发热，嘴巴周围出现了皮疹，教师检查明明的手心时也发现了皮疹，明明还告诉老师喉咙痛，嘴里烂了。请分析以下问题：

(1) 明明患了什么病？依据是什么？

(2) 如果你是教师应该怎么办？

第二节 学前儿童常见非传染性疾病及预防

课时考点分析

本节课主要考查几种常见非传染性疾病(小儿肺炎、腹泻、龋齿、肥胖、痱子)的病因和主要症状,并考查其护理方法和预防措施。本节试题考查形式多为简答题、论述题及案例分析题。

知识梳理

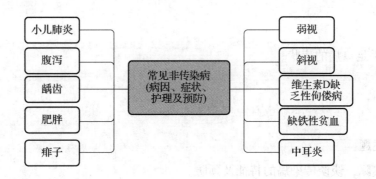

课堂练习

一、选择题

1. 幼儿园采用湿式打扫卫生的方式,主要是为了防止(　　)。

A. 呼吸道传染病　　　　　　　　B. 消化系统传染病

C. 传染性眼病　　　　　　　　　D. 传染性皮肤病

2. 佝偻病主要是缺乏(　　)。

A. 维生素 A　　B. 维生素 B1　　C. 维生素 D　　D. 维生素 E

3. 下列不能预防学前儿童缺铁性贫血的是(　　)。

A. 纠正学前儿童挑食、偏食等习惯

B. 长期以乳类为主食,特别是牛奶

C. 注意维生素 C 的补充

D. 及时治疗胃肠道慢性出血等疾病

4. 下列不属于缺铁性贫血病因的是( )。

A. 铁摄入量不足　　　　　　　B. 生长发育过快

C. 消化功能较弱　　　　　　　D. 铁丢失过多

5. 学前儿童长痱子时,正确的护理措施是( )。

A. 防暑降温　　　　　　　　　B. 使用刺激性肥皂

C. 穿紧身衣服　　　　　　　　D. 不用勤洗澡

6. 下列关于学前儿童痱子的预防措施,表述正确的是( )。

A. 勤洗澡,勤换衣物　　　　　B. 穿紧身衣服

C. 多吃高脂肪食物　　　　　　D. 多在烈日下活动

二、判断题

1. 维生素 D 缺乏性佝偻病一般表现为学前儿童烦躁爱哭,睡眠不安,食欲不振,枕部、前额秃发,夜间多汗,肌肉松弛,发育迟缓。( )

A. 正确　　　　　　B. 错误

2. 非感染性腹泻也称消化不良,主要由学前儿童消化器官发育不够完善和消化功能较弱引起。( )

A. 正确　　　　　　B. 错误

3. 寄生虫不是传染病的病原体。( )

A. 正确　　　　　　B. 错误

4. 腹泻患儿要禁食,防止病情更严重。( )

A. 正确　　　　　　B. 错误

5. 为了预防维生素 D 缺乏性佝偻病,要让学前儿童大量补充维生素 D 及钙剂。( )

A. 正确　　　　　　B. 错误

课后精练

一、选择题

1. 弱视是严重危害学前儿童视功能的视觉发育障碍性疾病。弱视治疗的关键在于早期发现。但是由于弱视形成的原因不同,治疗效果也不一样,其中( )。

A. 先天性弱视和斜视性弱视的预后较差

B. 斜视性弱视和屈光参差性弱视的预后较好

C. 屈光参差性弱视和形觉剥夺性弱视的预后较差

D. 形觉剥夺性弱视和屈光参差性弱视的预后较好

2. 对于学前儿童斜视，下列说法正确的是(　　)。

A. 不必太在意，长大后做个美容手术即可

B. 它对于人的双眼单视功能没有影响

C. 早治晚治一个样，因治疗效果都不好

D. 斜视还可引起弱视，应尽早就医

3. 下列症状中，不属于学前儿童佝偻病症状的是(　　)。

A. 学前儿童烦躁爱哭，睡眠不安

B. 面色苍白、智力低下

C. 患儿出牙迟，牙齿不整齐，易患龋齿

D. 胸骨畸形，呈"鸡胸"或"漏斗胸"

4. 对于预防学前儿童中耳炎，没有效果的措施是(　　)。

A. 平时注意预防感冒　　　　　　　B. 教会学前儿童正确的擤鼻涕方法

C. 避免学前儿童吸入二手烟　　　　D. 阻止学前儿童大声喊叫

5. 肥胖症是指体内脂肪积聚过多，体重超过相应身高标准体重的(　　)。

A. 10%　　　　　B. 20%　　　　　C. 30%　　　　　D. 40%

6. 肥胖还会引起关节损伤，(　　)以及心理障碍等，因此要早治疗，提前预防。

A. 水痘　　　　　B. 湿疹　　　　　C. 中耳炎　　　　D. 生殖能力下降

7. 某只眼缺少光刺激，致使学前儿童形成弱视，这种情况属于(　　)。

A. 斜视性弱视　　　　　　　　　　B. 屈光参差性弱视

C. 形觉剥夺性弱视　　　　　　　　D. 先天性弱视

8. 学前儿童呼吸道感染时，容易得中耳炎。其原因是学前儿童的(　　)。

A. 咽鼓管比成人短、粗　　　　　　B. 鼻泪管比成人短、粗

C. 外耳道壁未完全骨化、愈合　　　D. 咽鼓管比成人短、细

9. 假如某学前儿童患了传染病，下列选药及用药中，你认为正确的做法是(　　)。

A. 加倍用药量，可以提前康复　　　B. 增加用药次数，疗效会更好

C. 按说明服药　　　　　　　　　　D. 选用价格高的药

10. 牙齿出现残根属于(　　)。

A. Ⅱ度龋　　　　B. Ⅰ度龋　　　　C. Ⅳ度龋　　　　D. Ⅴ度龋

11. 流行性腮腺炎病毒传播的主要途径是(　　)。

A. 饮食传播　　　B. 蚊虫叮咬　　　C. 空气飞沫传播　D. 医源性传播

12. 斜视手术治疗以( )以前为最佳。

A. 1 岁　　　　　　B. 2~3 岁　　　　　　C. 3~5 岁　　　　　　D. 6~7 岁

13. 肥胖儿应多做有氧运动，以促进体内脂肪消耗，每次运动应坚持( )。

A. 15 分钟~1 小时　　　　　　　　B. 0.5 小时

C. 1 小时　　　　　　　　　　　　D. 15 分钟

14. 小儿肺炎典型症状表现为( )。

A. 发热、咳嗽、呼吸困难

B. 面色苍白、易疲倦、嗜睡

C. 1~2 天后出现皮疹，皮疹特点为向心性

D. 头晕、头痛、疲倦、心悸

15. 下列属于非感染性腹泻病因的是( )。

A. 吃了致病菌污染的食物　　　　　B. 感冒引起的并发症

C. 生、熟食餐具混用　　　　　　　D. 高蛋白食物摄入过多

16. 龋齿是牙齿的( )。

A. 硬组织逐渐被破坏的慢性疾病　　B. 软组织逐渐被破坏的慢性疾病

C. 硬组织逐渐被破坏的急性疾病　　D. 软组织逐渐被破坏的急性疾病

17. 细菌性痢疾的主要症状是( )。

A. 腹泻

B. 腹泻，大便水样、量多

C. 突然发烧，腹痛、腹泻，里急后重，便后有沉胀下坠的感觉，大便有黏液及脓血

D. 惊厥、昏迷、呼吸衰竭等

18. 下列关于狂犬病的叙述错误的是( )。

A. 又称恐水病　　　　　　　　　　B. 病原体是狂犬细菌

C. 患儿害怕水　　　　　　　　　　D. 患儿应及早接种狂犬疫苗

19. 下列症状不属于缺铁性贫血的是( )。

A. 面色苍白　　　　　　　　　　　B. 食欲不振

C. 呼吸、脉搏加快　　　　　　　　D. 发烧

20. 不属于蛔虫病病因的有( )。

A. 学前儿童在地上爬滚玩耍时致病　B. 饭前不洗手，吮吸手指

C. 生吃未洗净的瓜果蔬菜　　　　　D. 学前儿童之间追逐打闹

二、判断题

1. 弱视的治疗效果与年龄及弱视性质有关，2~3 岁较佳，6 岁后较差。( )

A. 正确　　　　B. 错误

2. 长期贫血不仅严重影响学前儿童的生长发育，而且会影响学前儿童智力的发展。（   ）

  A. 正确   B. 错误

3. 佝偻病又称"软骨病"，是学前儿童常见的营养缺乏症，是由缺铁造成的。（   ）

  A. 正确   B. 错误

4. 学前儿童缺铁性贫血应注意维生素 D 的补充，以提高机体对食物中铁的吸收及促进血红蛋白的合成。（   ）

  A. 正确   B. 错误

5. 当发现腹泻患儿时，应进行隔离治疗，并做好消毒工作。（   ）

  A. 正确   B. 错误

6. Ⅱ度龋即牙本质深层龋，并伴有牙髓发炎，这时可出现剧烈疼痛和肿胀等症状。（   ）

  A. 正确   B. 错误

7. 若痱子发生继发性感染，可发生脓疱或疖。（   ）

  A. 正确   B. 错误

8. 百日咳尤其在白天咳得厉害，典型的症状是阵发性咳嗽。（   ）

  A. 正确   B. 错误

9. 眼球无明显器质性变化，视力不正常，单眼或双眼的矫正视力达不到 2.0 以上者称弱视。（   ）

  A. 正确   B. 错误

10. 斜视是指两眼视轴不正，不能同时注视目标，有偏内、偏外或上、下不正的情形。（   ）

  A. 正确   B. 错误

11. 学前儿童轻度的内、外隐斜视不会引起眼睛不舒服，斜度高的才会有眼睛不适。（   ）

  A. 正确   B. 错误

12. 长时间用耳机听摇滚类的大分贝音乐，不会引发中耳炎。（   ）

  A. 正确   B. 错误

13. 患佝偻病、先天性心脏病、贫血、麻疹及百日咳等疾病的学前儿童易感染肺炎。（   ）

  A. 正确   B. 错误

14. 过食、缺乏适当的体育锻炼往往是发生肥胖病的主要诱因。此外，肥胖病还与遗传因素有关，如双亲肥胖，子女易成肥胖体型。（   ）

  A. 正确   B. 错误

15. 痱子是夏季常见的一种皮肤传染病。（   ）

A. 正确   B. 错误

16. 预防脓疱疮要及时治疗痱子、丘疹样荨麻疹、湿疹等瘙痒性皮肤病。（   ）

A. 正确   B. 错误

17. 贫血是 6 个月~3 岁学前儿童常见的营养性疾病，是由缺乏维生素 D，使钙、磷吸收受到影响而引起的骨骼发育障碍。（   ）

A. 正确   B. 错误

18. 早产儿和双胞胎容易得佝偻病，生长发育快的学前儿童不会得佝偻病。（   ）

A. 正确   B. 错误

19. 缺铁性贫血是因为体内缺铁，使血红蛋白合成减少。（   ）

A. 正确   B. 错误

三、简答题

1. 简述小儿肺炎的护理措施。

2. 简述小儿腹泻的护理及预防。

3. 如何预防龋齿？

4. 简述痱子的护理及预防。

四、论述题

请联系实际，说说如何预防学前儿童肥胖。

本 章 自 测

（共 100 分）

一、选择题（每小题 1 分，共 20 分）

1. 传染病是由（   ）侵入机体引起的，并能在人群之间、人与动物或动物与动物之间传播的疾病。

    A. 寄生虫　　　　B. 细菌　　　　　C. 病毒　　　　　D. 病原体

2. 传染病自病原体侵入人体至出现症状的这段时间，称作（   ）。

    A. 传染病潜伏期　B. 传染病前驱期　C. 传染病发作期　D. 传染病高峰期

3. 水痘多发季节是（   ）。

    A. 春夏季　　　　B. 夏秋季　　　　C. 秋冬季　　　　D. 冬春季

4. 手足口病是由肠道病毒引起的传染病，多发于（   ）岁以下学前儿童。

    A. 5　　　　　　　B. 6　　　　　　　C. 7　　　　　　　D. 8

5. 学前儿童患佝偻病，主要是因为缺乏（   ）。

    A. 维生素 A　　　B. 维生素 B1　　　C. 维生素 C　　　D. 维生素 D

6. 下列关于学前儿童痱子的预防措施，表述正确的是（   ）。

    A. 勤洗澡，勤换衣物　　　　　　　B. 穿紧身衣服

    C. 多吃高脂肪食物　　　　　　　　D. 多在烈日下活动

7. 下列不属于猩红热的典型表现的是（   ）。

    A. 帕氏症　　　　　　　　　　　　B. 两颊发红，唇周白

    C. 舌苔脱落似草莓　　　　　　　　D. 出血性皮疹

8. 下列关于狂犬病的叙述错误的是（   ）。

    A. 又称恐水病　　　　　　　　　　B. 病原体是狂犬细菌

    C. 患儿害怕水　　　　　　　　　　D. 患儿应及早接种狂犬疫苗

9. 学前儿童缺铁性贫血发病率最高的年龄为（   ）。

    A. 3 岁以下　　　　B. 4 岁以下　　　C. 5 岁以下　　　D. 6 岁以下

10. 下列属于非感染性腹泻病因的是（   ）。

    A. 真菌感染　　　B. 感冒　　　　　C. 食具被污染　　D. 腹部受凉

11. 一群从未出现过水痘的学前儿童，可能是水痘的（   ）。

    A. 传染源　　　　B. 传播途径　　　C. 易感人群　　　D. 病原体

12. 百日咳与感冒的区别主要在于（   ）。

    A. 百日咳病人以 5 岁以下儿童为最多，阵发性痉咳，夜间发作较多。感冒伴有轻咳，

无痉挛性咳嗽现象,任何年龄的人都可患感冒

B. 百日咳由细菌引起,感冒由病毒引起

C. 百日咳咳嗽厉害,感冒咳嗽较轻

D. 百日咳发烧时体温高,感冒只是轻微发烧

13. 乳牙过早丢失的主要原因为( )。

　　A. 缺锌　　　B. 长期流涎　　　C. 龋齿　　　D. 牙齿排列不齐

14. 不随地吐痰,并保持住房及公共场所空气流通,可预防( )传染病。

　　A. 接触性传染病　　　　　　B. 呼吸道传染病

　　C. 传染性眼病　　　　　　　D. 消化道传染病

15. 防止艾滋病传入我国,我国政府决定停止进口一切外国血液制剂,这种预防措施属于( )。

　　A. 控制传染源　　　　　　　B. 切断传播途径

　　C. 保护易感人群　　　　　　D. 保护传染源

16. 学前儿童呼吸道感染时,容易得中耳炎,原因是学前儿童的( )。

　　A. 咽鼓管比成人短、粗　　　B. 鼻泪管比成人短、粗

　　C. 外耳道壁未完全骨化、愈合　D. 咽鼓管比成人短、细

17. 2003年"非典"期间,54岁的河北籍男子孟茂盛,起初他不知道自己感染了"非典",去天津治疗,在治疗期间,先后有97人被他传染"非典",人称"毒王"。这说明传染病具有( )。

　　A. 病原体　　　　　　　　　B. 传染性与流行性

　　C. 规律性　　　　　　　　　D. 免疫性

18. 流行性脑脊髓膜炎的发病季节是( )。

　　A. 冬春季　　B. 夏秋季　　C. 春夏季　　D. 一年四季

19. 下列不属于猩红热的典型表现的是( )。

　　A. 帕氏症　　　　　　　　　B. 两颊发红,唇周白

　　C. 舌苔脱落似草莓　　　　　D. 出血性皮疹

20. 下列选项中,属于传染病的传染源的是( )。

　　A. 家里的猫和狗　　　　　　B. 消化道传染病患者用过的杯子

　　C. 患乙型肝炎的人　　　　　D. 带有疟原虫的蚊子

二、判断题(每小题1分,共20分)

1. 传染病的四个基本特征是有病原体、传染性、流行性、免疫性。( )

　　A. 正确　　B. 错误

2. 传染病都具有传染性。（　　）

   A. 正确　　　　　　B. 错误

3. 不同传染病都有其特定的传播途径，但传染病一般只通过一种传播途径进行传播。（　　）

   A. 正确　　　　　　B. 错误

4. 流行性感冒、水痘的主要传播途径都是空气飞沫传播。（　　）

   A. 正确　　　　　　B. 错误

5. 病毒性结膜炎症状略轻，眼分泌物多为水样，一般两星期即可痊愈。若未能得到治疗，常转为慢性结膜炎。（　　）

   A. 正确　　　　　　B. 错误

6. 水痘患儿要勤剪指甲，避免抓破皮肤，引起感染。（　　）

   A. 正确　　　　　　B. 错误

7. 斜视的治疗分为手术治疗和非手术治疗，手术治疗什么时候都可以治好。（　　）

   A. 正确　　　　　　B. 错误

8. 长时间用耳机听摇滚类的大分贝音乐，也容易引起慢性中耳炎。（　　）

   A. 正确　　　　　　B. 错误

9. 佝偻病又称"软骨病"，是学前儿童常见的营养缺乏症，是由缺铁造成的。（　　）

   A. 正确　　　　　　B. 错误

10. 小儿肺炎是学前儿童最常见的呼吸道疾病，四季均易发生，尤其3岁以内的学前儿童在冬春季节易患肺炎，而且易反复发作，引起多种重症并发症，占我国住院儿童死亡率的第一位。（　　）

    A. 正确　　　　　　B. 错误

11. 培养良好的口腔卫生习惯，养成早晚刷牙、饭后漱口的习惯。要教会学前儿童刷牙的正确方法，从1岁开始即应养成早晚刷牙的习惯。（　　）

    A. 正确　　　　　　B. 错误

12. 要让肥胖儿多做有氧运动，以促进体内脂肪消耗，以跳绳、慢跑等不剧烈的活动为宜，每次运动应坚持15分钟~1小时。（　　）

    A. 正确　　　　　　B. 错误

13. 流行性腮腺炎在幼儿园极易发生暴发性流行，多流行于冬春两季。其主要通过飞沫和直接接触患者传染，患者愈后免疫力不持久。（　　）

    A. 正确　　　　　　B. 错误

14. 早产儿和双胞胎容易得佝偻病，生长发育快的学前儿童不会得佝偻病。（　　）

    A. 正确　　　　　　B. 错误

15. 新型冠状病毒侵入人体后,在潜伏期不具有传染性,到出现症状后,才会传染人。( )

　　A. 正确　　　　　B. 错误

16. 因为蚊子会携带大量的"乙脑"病毒,所以必须防蚊灭蚊,这一措施属于预防传染病中的控制传染源的要求。( )

　　A. 正确　　　　　B. 错误

17. 禽流感暴发时,灭杀染病的禽类动物,避免其到处散播病原体,是属于切断传播途径的措施。( )

　　A. 正确　　　　　B. 错误

18. 眼球无明显器质性变化,视力不正常,单眼或双眼的矫正视力达不到2.0以上者称弱视。( )

　　A. 正确　　　　　B. 错误

19. 学前儿童缺铁性贫血应注意维生素D的补充,以提高机体对食物中铁的吸收及促进血红蛋白的合成( )。

　　A. 正确　　　　　B. 错误

20. 不要随便给学前儿童掏耳朵,以免刺破皮肤和耳膜,导致中耳炎。( )

　　A. 正确　　　　　B. 错误

三、简答题(每小题5分,共20分)

1. 简述斜视的预防措施。

2. 如何预防弱视?

3. 哪些因素容易诱发中耳炎?

4. 如何预防佝偻病？

四、论述题（共 20 分）

请联系实际，说说如何看待学前儿童龋齿问题。

五、案例分析题（每小题 10 分，共 20 分）

1. 小班明明最近有点咳嗽，妈妈带着他到医院做检查，可化验结果显示，豆豆除了感冒以外还患有贫血！"我们每天吃好的喝好的，你看他这白白胖胖的，身高体重也都是正常的，怎么会贫血呢？"豆豆妈表示又意外又纳闷。

请分析：豆豆小朋友可能出现了什么问题？该如何处理？

2. 近期流感高发。某幼儿园午睡时间，大班李老师发现东东小朋友额头有些发烫，说冷并且打寒战，还说喉咙疼痛、全身乏力。随后李老师立即测量了他的体温，显示 39 ℃。李老师立刻向园长报告东东可能是染上了流感，并联系家长，同时李老师还准备联系和东东平时玩得比较好的几个小朋友的家长。

问题：（1）请依据东东出现的症状，指出李老师还应采取哪些护理措施。

（2）请结合案例试说明该园应采取哪些预防措施。

第五章 学前儿童意外事故的预防及急救

复习目标

1. 掌握学前儿童常见意外事故发生的原因。
2. 理解学前儿童安全教育的内容。
3. 掌握托幼园所常规的安全措施。
4. 常用的急救技术：
(1) 了解判断伤情轻重的依据及急救的原则；
(2) 了解小外伤、动物咬伤、异物入体、急性中毒的种类和症状，掌握其处理方法和预防措施；
(3) 了解烫伤、扭伤、脱臼、中暑、骨折、触电、溺水、晕厥的症状，掌握其处理方法和预防措施。
5. 常用的护理技术：
(1) 掌握测体温、冷敷、热敷、止鼻血的方法；
(2) 掌握喂药、滴眼药、滴鼻药、滴耳药的方法。

重点难点

1. 掌握学前儿童常见意外事故发生的原因；掌握托幼园所常规的安全措施。
2. 掌握小外伤、动物咬伤、异物入体、急性中毒的处理方法和预防措施。
3. 掌握烫伤、扭伤、脱臼、中暑、骨折、触电、溺水、晕厥的处理方法和预防措施。
4. 掌握测体温、冷敷、热敷、止鼻血、喂药、滴眼药、滴鼻药、滴耳药的方法。

考点分析

本章内容在学业水平考试中所占比重颇高，为18%，共45分。重难点在第一节及第三节，但考点每小节均有涉及，故而学生在背诵时需特别注意知识点的逻辑性。本章内容先阐述学前儿童容易发生意外事故的原因，再从托幼园所的常规安全措施和学前儿童安全教育的内容出发，让幼儿保育专业的学生了解托幼园所的工作重点应落实在"预防和控制"意外事件上，进一步让他们学习常见的急救技术、护理技术，为将来幼儿保育专业的学生在托幼园所工作打下基础。

本章思维导图

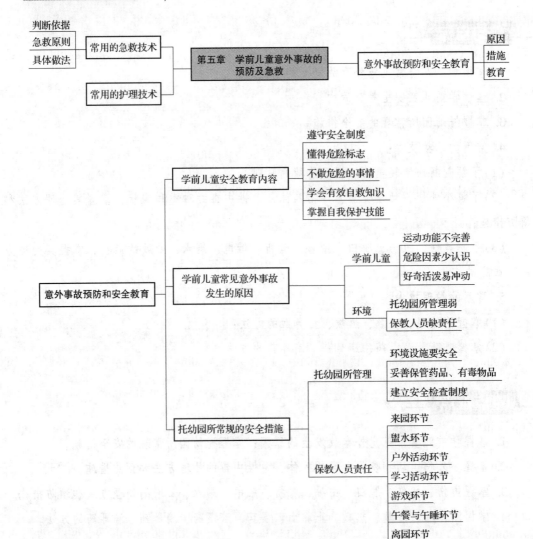

第五章 学前儿童意外事故的预防及急救

第一节 意外事故预防和安全教育

课时考点分析

本节主要考查学前儿童意外事故发生的原因，学生应有针对性地掌握学前儿童安全教育的内容，掌握托幼园所常规的安全措施。本节考查形式多样，复习时应细心、耐心。

知识梳理

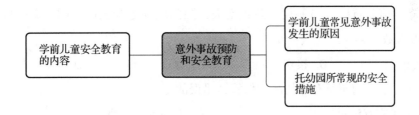

课堂练习

一、选择题

1. 学前儿童安全教育内容正确的是(　　)。

   A. 威胁学前儿童不做危险的事

   B. 教会学前儿童使用煤气灶

   C. 学前儿童年龄小，不用教自救知识

   D. 教育学前儿童不随便跟陌生人走

2. 可以为学前儿童准备的玩具是(　　)。

   A. 子弹枪　　　　B. 口吹玩具　　　　C. 皮球　　　　D. 塑料袋

3. 户外活动时，老师离开活动现场，佳佳因为活动场地上有瓦砾而摔伤。这件意外事故发生的主要原因是(　　)。

   A. 学前儿童运动功能不完善

   B. 学前儿童对危险因素缺乏认识

C. 学前儿童好奇、好动、活泼、易冲动

D. 托幼园所管理不善，保育员缺乏责任感

4. 下列关于预防学前儿童触电措施，表述正确的是(　　)。

A. 雷雨时可以躲在树下避雨

B. 可以用湿手接触电源开关

C. 走路时要绕开落在地上的电线

D. 电源插座要安装在方便学前儿童使用的地方

5. 下列关于学前儿童离园环节的安全管理，错误的做法是(　　)。

A. 凭接送卡就可以接走学前儿童

B. 下班前应确保班级没有学前儿童

C. 离园时应再次清点学前儿童的人数

D. 教师要亲自将晚接的学前儿童交给值班人员

6. 建立学前儿童(　　)制度，防止走失；园门应规定开关门时间；交接班或组织外出应当清点人数。

A. 保护　　　　B. 接送　　　　C. 管理　　　　D. 离园

7. 下列关于托幼园所有毒物品的保管，错误的是(　　)。

A. 使用时应有记录　　　　　　B. 上锁保存有毒物品

C. 杀虫剂和消毒剂应贴上标签　　D. 用完的瓶罐放入班级的垃圾桶

二、判断题

1. 知道电的标志、要远离高压电的知识是预防学前儿童触电的方法之一。(　　)

A. 正确　　　　B. 错误

2. 雷雨时不要让学前儿童在树下、电线杆旁避雨，以免雷击触电。(　　)

A. 正确　　　　B. 错误

3. 在盥洗环节，教师应保证每个学前儿童都在自己的视线范围内。(　　)

A. 正确　　　　B. 错误

4. 安全教育强调正面教法，要注意兼顾学前儿童身体上和心理上的健康与安全，不断强化学前儿童的安全意识。(　　)

A. 正确　　　　B. 错误

5. 教育学前儿童迷路时要向警察求助。(　　)

A. 正确　　　　B. 错误

6. 教育学前儿童地震发生时应迅速躲在门后。(　　)

A. 正确　　　　B. 错误

三、简答题

简述托幼园的常规的安全措施。

课后精练

一、选择题

1. 1岁的小明学会独自行走时却经常摔跤，造成该意外的原因是(　　)。
   A. 学前儿童好奇、好动、活泼、易冲动
   B. 学前儿童对危险因素缺乏认识
   C. 学前儿童运动功能不完善
   D. 托幼园所管理不善，保教人员缺乏责任感

2. 学前儿童拿着木棍玩耍，根本不会考虑会对别人有什么影响，造成该行为的原因是(　　)。
   A. 学前儿童运动功能不完善
   B. 学前儿童对危险因素缺乏认识
   C. 学前儿童好奇、好动、活泼、易冲动
   D. 托幼园所管理不善，保教人员缺乏责任感

3. 明明爬上小椅子想看窗外的环境，结果不慎摔倒，造成的原因(　　)。
   A. 学前儿童运动功能不完善
   B. 学前儿童对危险因素缺乏认识
   C. 学前儿童好奇、好动、活泼、易冲动
   D. 托幼园所管理不善，保教人员缺乏责任感

4. 小诺户外活动的时候从敞开的大门离开幼儿园，这是因为(　　)。
   A. 学前儿童运动功能不完善
   B. 学前儿童对危险因素缺乏认识
   C. 学前儿童好奇、好动、活泼、易冲动
   D. 托幼园所管理不善，保教人员缺乏责任感

5. 不属于保障托幼园所环境设施安全的做法是(　　)。
   A. 托幼园所的家具、玩具要牢固，没有尖角和裂缝

B. 托幼园所门上要加设弹簧，电灯开关要安全，不用插头式的

C. 托幼园所建筑用房不宜超过两层

D. 不能提供塑料玩具、子弹枪、口琴等玩具给学前儿童玩耍

6. 如果学前儿童父母因故无法接学前儿童放学，以下做法正确的是(　　)。

　　A. 让持有该学前儿童接送卡的人接走

　　B. 必须学前儿童父母来接，否则学前儿童无法离园

　　C. 当天值班老师负责接送

　　D. 和学前儿童父母沟通后，让其祖父母凭接送卡来接

7. 对学前儿童进行安全教育时，以下说法正确的是(　　)。

　　A. 安全教育不可用禁止式的手法来强调学前儿童安全意识

　　B. 学前儿童自己能看懂安全标志，不用特意教育

　　C. 告诉学前儿童如果玩火就让警察叔叔把他们抓起来

　　D. 为了锻炼学前儿童的社交能力，鼓励学前儿童和陌生人要糖吃

8. 托幼园所加强一日生活环节中的安全管理不包含以下(　　)环节。

　　A. 来园与离园　　　B. 比赛　　　C. 户外及游戏　　　D. 午餐与午睡

9. 托幼园所房舍经常检修，学前儿童活动场地经常打扫，属于(　　)。

　　A. 环境设施要安全　　　　　　B. 妥善保管药品、有毒物品

　　C. 建立安全检查制度　　　　　D. 加强一日生活环节中的安全管理

10. 学前儿童尝试去做他们自己不能做的事而引起意外伤害，这是由于学前儿童对生活环境的(　　)水平较低。

　　A. 思维　　　　　B. 想象　　　　　C. 认识　　　　　D. 记忆

11. 以下做法可以加强学前儿童遵守安全制度的意识的是(　　)。

　　A. 教育学前儿童如何正确过人行天桥

　　B. 教育学前儿童迷路时可以随陌生人离开

　　C. 允许学前儿童上下楼梯时互相打闹

　　D. 教育学前儿童随时可以离开自己的班级

二、判断题

1. 学前儿童意外伤害是可以预防的"疾病"，托幼园所的工作重点应落实在"教育与控制"上。(　　)。

　　A. 正确　　　　　B. 错误

2. 盥洗环节中，教师应带领所有学前儿童一起洗，节省时间。(　　)

　　A. 正确　　　　　B. 错误

3. 教师要结合学前儿童的年龄特点和操作材料的特性，采取多种形式对学前儿童进行安全教育，防止意外事故的发生。（　　）

   A. 正确　　　　　　B. 错误

4. 保育员要教给学前儿童有效的自救知识，例如学前儿童可以进厨房帮忙把煤气灶关上。（　　）

   A. 正确　　　　　　B. 错误

5. 午睡时，教师与学前儿童一同躺下休息。（　　）

   A. 正确　　　　　　B. 错误

6. 盥洗室里潮湿有积水在所难免，教师多加注意即可。（　　）

   A. 正确　　　　　　B. 错误

7. 托幼园所要建立严格的药品管理制度，要保证学前儿童的用药安全，防止学前儿童吃错药。（　　）

   A. 正确　　　　　　B. 错误

8. 要求教师有效保护学前儿童，及时处理学前儿童的常见事故，遇到危险情况时优先保护学前儿童。（　　）

   A. 正确　　　　　　B. 错误

9. 保教人员关注学前儿童生活时不需要太仔细，以免大惊小怪。（　　）

   A. 正确　　　　　　B. 错误

10. 传授学前儿童防水的知识，例如遇到同伴溺水，应立即救援。（　　）

   A. 正确　　　　　　B. 错误

三、简答题

学前儿童意外事故发生的原因有哪些？

四、论述题

论述托幼园所常规的安全措施有哪些，并举例说明。

第二节 常用的急救技术

课时考点分析

本节首先介绍判断学前儿童病情轻重的依据及急救的原则，其次了解学前儿童小外伤、动物咬伤、异物入体、急性中毒的种类、症状，以及烫伤、扭伤、脱臼、中暑、骨折、触电、溺水、晕厥的症状，最后掌握学前儿童意外事故相应的处理方法及预防措施。本节有承上启下的作用，在复习本节时，学生应联系上下节的知识点进行背诵。

知识梳理

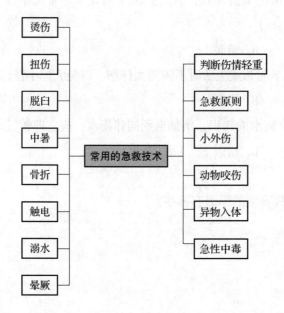

课堂练习

一、选择题

1. 当活体昆虫进入外耳道且无法用灯光诱其爬出时，正确的做法是（　　）。
   A. 用水将昆虫淹死再取出　　　　B. 用花生油将昆虫淹死再取出
   C. 用酒精将昆虫淹死再取出　　　D. 用醋将昆虫淹死再取出

2. 下列不能作为判断学前儿童伤情轻重依据的是(　　)。

A. 呼吸的变化　　B. 脉搏的变化　　C. 体温的变化　　D. 瞳孔的变化

3. 下列不属于急救原则的是(　　)。

A. 挽救生命　　B. 防止残疾　　C. 减少痛苦　　D. 减少出血

4. 预防学前儿童骨折的正确做法是(　　)。

A. 允许学前儿童走路时直接跨过障碍物

B. 鼓励学前儿童玩玩具时争抢玩具

C. 教育学前儿童上下楼梯时要一格一格地走

D. 允许学前儿童从高处向水泥地上跳

5. 学前儿童在发生触电时,在无法关闭电源的情况下,使其快速脱离电源的正确方法是(　　)。

A. 用铁棍拨开电线　　　　　　　B. 用湿木棍拨开电线

C. 用手拨开电线　　　　　　　　D. 用干燥的竹片拨开电线

6. 学前儿童割伤的正确处理步骤是(　　)。

A. 干净纱布按压止血→碘酒消毒→敷上消毒纱布→包扎

B. 碘酒消毒→干净纱布按压止血→敷上消毒纱布→包扎

C. 敷上消毒纱布→碘酒消毒→干净纱布按压止血→包扎

D. 碘酒消毒→敷上消毒纱布→干净纱布按压止血→包扎

7. 学前儿童被蜈蚣咬伤后,处理方法正确的是(　　)。

A. 用食醋涂抹患处　　　　　　　B. 用双氧水涂抹患处

C. 用肥皂水冲洗患处　　　　　　D. 用花露水涂抹患处

8. 下列关于学前儿童扭伤、脱臼的预防措施,错误的是(　　)。

A. 运动前组织学前儿童进行充分的准备活动

B. 对学前儿童要"放眼不放手",防止跌伤

C. 不要用粗暴的动作帮学前儿童穿脱衣服

D. 不可用提物的方式突然提起学前儿童的手臂

9. 下列关于学前儿童中暑的预防措施,错误的是(　　)。

A. 多喝冰冻饮料　　　　　　　　B. 高温天气多喝水

C. 注意补充盐分和矿物质　　　　D. 夏季宜穿质地轻薄的衣物

10. 预防学前儿童溺水的正确做法是(　　)。

A. 冬季学前儿童在薄冰上玩耍

B. 学前儿童独自游泳,无须成人看管

C. 学前儿童在水里吃东西，补充能量

D. 教学前儿童游泳的方法和游泳的规则

11. 学前儿童跌伤常见于(　　)。

　　A. 春季　　　　B. 夏季　　　　C. 秋季　　　　D. 冬季

12. 学前儿童发生强酸或强碱中毒时，下列急救措施正确的是(　　)。

　　A. 洗胃　　　　B. 服用生蛋清　　C. 喝大量清水　　D. 用手指刺激咽部

13. 处理开水烫伤的第一步骤是(　　)。

　　A. 剪开衣服，脱下来

　　B. 立即送往医院治疗

　　C. 用冷水使烫伤处冷却20~30分钟

　　D. 在烫伤处涂抹"红花油"等油剂，并保持创面清洁

二、判断题

1. 不能用镊子去夹鼻腔里的圆形异物，否则会越夹越深。(　　)

　　A. 正确　　　　B. 错误

2. 催吐是排除胃内毒物的简便而有效的方法。(　　)

　　A. 正确　　　　B. 错误

3. 学前儿童跌伤肿痛未破皮时，应先热敷再按摩。(　　)

　　A. 正确　　　　B. 错误

4. 正常的学前儿童瞳孔遇光会逐渐增大。(　　)

　　A. 正确　　　　B. 错误

5. 学前儿童脱臼后，家长和教师要亲自给学前儿童复位。(　　)

　　A. 正确　　　　B. 错误

6. 学前儿童跌伤后神态木然，反应迟钝，教师把学前儿童单独留在教室休息。(　　)

　　A. 正确　　　　B. 错误

7. 告诫学前儿童不要将别针、硬币、纽扣等小物件塞入鼻孔、耳朵或放在嘴里玩。(　　)

　　A. 正确　　　　B. 错误

8. 对于体积较小的外耳道异物，可让学前儿童将头歪向无异物一侧，然后单脚跳，促使异物从耳道中掉出来。(　　)

　　A. 正确　　　　B. 错误

9. 雷雨时不要让学前儿童在树下、电线杆旁避雨，以免雷击触电。(　　)

　　A. 正确　　　　B. 错误

课后精练

一、选择题

1. 以下属于急救原则的是( )。
   A. 判断患儿受伤的情况
   B. 判断患儿受伤的原因
   C. 挽救生命中只需要注意患儿呼吸的频率
   D. 急救患儿时要注意语气温和、动作轻柔

2. 以下说法错误的是( )。
   A. 跌伤、割伤、挤伤、蚊子咬伤等都是小外伤
   B. 被宠物咬伤后处理的第一步是冲洗伤口
   C. 学前儿童支气管异物以右侧为多见
   D. 引起惊厥的原因多见于高热(39 ℃以上)、代谢紊乱等

3. 以下处理恰当的是( )。
   A. 遇到溺水的学前儿童要立即采取人工呼吸
   B. 烫伤后要第一时间用流动水冲30分钟
   C. 中暑后要立即补充大量水分
   D. 学前儿童骨折后要立即送医治疗

4. 以下预防意外事故发生的措施正确的是( )。
   A. 为防止学前儿童摔倒,教师可用提物的方式提起学前儿童手臂
   B. 冬天学前儿童要穿宽松和浅色的衣物,以防蚊虫叮咬
   C. 晕厥是由高热(39 ℃以上)、代谢紊乱引起的
   D. 杀虫剂、灭鼠药、热水等均应放置在学前儿童接触不到的地方

5. 学前儿童气管、支气管异物自然咳出率只有1%~4%,因此一旦发生应立即( )。
   A. 送医急救   B. 带回家休养   C. 安排卧床休息   D. 实施心肺复苏

6. 跌伤常见的并发症为( )。
   A. 脑震荡   B. 休克   C. 骨折   D. 昏迷

7. 学前儿童遭遇以下( )的情况需要立刻送到医院。
   A. 伤口小而浅并擦破了表皮   B. 被花草的刺刺伤
   C. 眼睛进了沙子不舒服   D. 指甲掀开或脱落

8. 学前儿童被动物咬伤不包括以下( )情况。
   A. 蚊子、臭虫咬伤   B. 蜈蚣咬伤

C. 猫狗咬伤　　　　　　　　　D. 被鱼刺扎入扁桃体

9. 以下处理急性中毒正确的方法有(　　　)。

A. 立即开窗通风，把学前儿童抬离中毒现场

B. 重度中毒的学前儿童立即送医院治疗

C. 强酸、强碱中毒不能服用牛奶、豆浆等

D. 洗胃是排除胃内毒物的简便而有效的方法

10. 关于学前儿童脱臼的意外事故，以下表述正确的是(　　　)。

A. 学前儿童脱臼是因关节附近韧带较紧，在负重过多的情况下引起的

B. 学前儿童肩关节结构较稳定，因此常见的脱臼有桡骨小头半脱位

C. 学前儿童跌倒时上臂外展上举，手掌着地而发生脱臼

D. 上楼梯时，成人将学前儿童手臂突然拎起不会造成其脱臼

11. 学前儿童在托幼园所不慎扭伤，以下正确的处理方式是(　　　)。

A. 先用冷水敷于患处，一天后再热敷

B. 冷敷直至消肿

C. 先用温水敷于患处，一天后再冷敷

D. 热敷直至消肿

12. 触电后学前儿童出现心跳、呼吸微弱的情况，应立即(　　　)。

A. 让其脱离电源　　　　　　　B. 实施人工呼吸及胸外心脏按压

C. 等待医生救援　　　　　　　D. 查看有无其他地方受伤

13. 如何预防晕厥(　　　)。

A. 注意营养，有规律地进食，生活节奏正常

B. 预防感冒，及时降温

C. 提高运动强度，增强抵抗力

D. 要穿些质地轻薄、宽松和浅色的衣物

二、判断题

1. 垂危患儿的脉搏跳动是不规律的，但跳得很有力。(　　　)

A. 正确　　　　　　B. 错误

2. 一旦患儿的呼吸发生严重障碍，就要立刻实施人工呼吸。(　　　)

A. 正确　　　　　　B. 错误

3. 被狗咬伤要预防狂犬病，但被仓鼠咬伤就不需要。(　　　)

A. 正确　　　　　　B. 错误

4. 学前儿童触电后,施救者要用最快的速度使学前儿童脱离电源。( )

A. 正确　　　　　B. 错误

5. 学前儿童皮肤薄嫩,洗澡时水温未调节好也会导致其烫伤。( )

A. 正确　　　　　B. 错误

6. 骨折的处理原则是使断骨不再刺伤周围组织,因此首先要对其"固定"。( )

A. 正确　　　　　B. 错误

7. 桡骨小头半脱位多发于 5 岁以下学前儿童。( )

A. 正确　　　　　B. 错误

8. 为了充分锻炼学前儿童身体,学前儿童应在正午前后时段进行户外活动。( )

A. 正确　　　　　B. 错误

9. 学前儿童骨折后,在未经急救包扎前,不要移动学前儿童。( )

A. 正确　　　　　B. 错误

10. 托幼园所的教室有电器漏电,提醒学前儿童不要靠近即可,不用特意检修该电器。( )

A. 正确　　　　　B. 错误

11. 发现有学前儿童溺水,应首先实施心肺复苏急救。( )

A. 正确　　　　　B. 错误

12. 晕厥多见于神经系统发育不全的学前儿童。( )

A. 正确　　　　　B. 错误

三、简答题

1. 简述学前儿童溺水的急救方法及预防措施。

2. 简述学前儿童误服毒物的处理方法及预防措施。

3. 简述判断病情轻重的依据及急救原则。

4. 简述学前儿童骨折的预防措施。

5. 简述宠物咬伤的处理步骤。

第三节 常用的护理技术

课时考点分析

本节侧重讲述学前儿童生病的护理技术,学生应熟练掌握测体温、冷敷、热敷、止鼻血、喂药、滴眼药、滴鼻药、滴耳药的操作方法。

知识梳理

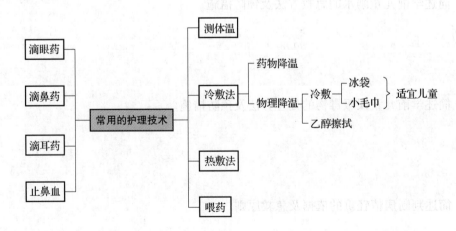

第五章 学前儿童意外事故的预防及急救

课堂练习

一、选择题

1. 下列关于止鼻血的做法，正确的是（　　）。
   A. 用乙醇棉花填塞止血
   B. 捏鼻止血对鼻腔前部出血作用最好
   C. 安慰学前儿童，采取坐位，头向后仰
   D. 填塞止血和捏鼻止血两种方法不可一起使用

2. 下列急救措施中，正确的做法是（　　）。
   A. 发生鼻出血，应安慰学前儿童不要紧张，让其抬头或平躺，成人捏住其鼻翼，压迫5分钟后松手，看看是否止血
   B. 儿童发生割伤，止血时可用脱脂棉或手纸
   C. 皮下出血，一般外用活血化瘀的药物，不久即可痊愈
   D. 学前儿童发生跌撞后，应首先观察其体表有无伤口，如无伤口和血液外流现象，则威胁不大

3. 学前儿童若发高烧应采取降温措施，一般使体温降至（　　）。
   A. 36 ℃　　　　B. 37 ℃　　　　C. 37.5 ℃　　　　D. 38 ℃

4. 下列关于幼儿园给学前儿童服药的表述，错误的是（　　）。
   A. 服药情况应有交接班记录
   B. 将药溶在果汁里让学前儿童服用
   C. 允许学前儿童自己拿药服用
   D. 服药前要仔细核对姓名、药名、用量

5. 学前儿童体温超过（　　）就属于高热。
   A. 37.5 ℃　　　　B. 38 ℃　　　　C. 38.5 ℃　　　　D. 39 ℃

6. 滴耳药后，应让学前儿童保持原姿势（　　）。
   A. 5~10分钟　　　　B. 3~5分钟　　　　C. 1~2分钟　　　　D. 10~15分钟

二、判断题

1. 红外线耳温计对3岁以下的学前儿童不太适合。（　　）
   A. 正确　　　　B. 错误

2. 给学前儿童滴眼药时，时间最好是睡觉前，可以直接滴在学前儿童的眼珠上，然后学前儿童闭上眼睛轻轻揉匀即可。（　　）
   A. 正确　　　　B. 错误

3. 如果学前儿童的手指被门挤伤,可以采用热敷来缓解疼痛。( )

A. 正确　　　　　　B. 错误

4. 热敷法可以起散热、降温、止血、止痛及防止肿胀的作用。( )

A. 正确　　　　　　B. 错误

5. 2~3岁以后的学前儿童,应鼓励他们自己吃药,不要吓唬他们。( )

A. 正确　　　　　　B. 错误

6. 牛牛感冒了,爸爸把药片磨成粉末,掺在饭菜里,哄牛牛吃下。( )

A. 正确　　　　　　B. 错误

课后精练

一、选择题

1. 以下做法正确的是(   )。

A. 测体温应让学前儿童在安静的状态下进行,测8分钟

B. 要鼓励学前儿童自己吃药,但1岁的婴儿可用恰当的方法灌药

C. 滴鼻药后保持原姿势8分钟

D. 滴耳药时,让学前儿童坐在椅子上,头尽量后仰

2. 不属于学前儿童高热的温度是(   )。

A. 38 ℃　　　　B. 39 ℃　　　　C. 40 ℃　　　　D. 41 ℃

3. 学前儿童跌伤后皮肤未破,伤处肿痛,颜色发青,正确的处理方法是(   )。

A. 先用双氧水洗净伤口　　　　　　B. 受伤部位抬高再送医院

C. 局部冷敷,一天后再热敷　　　　D. 局部热敷,一天后再冷敷

4. 关于冷敷的方法以下正确的是(   )。

A. 降温措施就是吃退热药

B. 适量冷水装入袋中,将其放在学前儿童额头、腋下、大腿根等处

C. 若用小毛巾冷敷,需放在冷水中浸湿,敷在学前儿童胸口的位置

D. 用乙醇给学前儿童降温效果好,因此首选乙醇给学前儿童降温

5. 热敷法可以起到的作用有(   )。

A. 使毛细血管收缩　　　　　　B. 止血、止痛

C. 散热、降温　　　　　　　　D. 扩张血管,增加血液循坏

6. 学前儿童鼻出血后可以吃(   )。

A. 热奶茶　　　　B. 烤串　　　　C. 冷牛奶　　　　D. 坚果

7. 对学前儿童滴眼药操作正确的是( )。

A. 滴眼药前，一定要先核对药名再洗手，防止用错药

B. 学前儿童眼部如有分泌物，先滴眼药再处理分泌物

C. 滴眼药时，让学前儿童头向后仰，眼向下看

D. 滴眼药时，将药液滴在学前儿童上眼皮内

二、判断题

1. 冷敷法使局部毛细血管收缩，促进血液循环。( )

   A. 正确　　　　B. 错误

2. 高热使人感到很不舒服，甚至有可能引起晕厥。( )

   A. 正确　　　　B. 错误

3. 热敷法是一种物理治疗方式，可用于挫伤、肌肉撕裂伤。( )

   A. 正确　　　　B. 错误

4. 滴眼药前一定要核对药名，滴眼药时药液应滴在眼球上。( )

   A. 正确　　　　B. 错误

5. 滴鼻药时教师右手持药瓶，在距鼻孔3~4厘米处将药滴入。( )

   A. 正确　　　　B. 错误

6. 热敷后，患处应感到暖和，皮肤短暂变红。( )

   A. 正确　　　　B. 错误

三、简答题

1. 简述降温措施的种类、具体实施方法。

2. 简述如何给学前儿童滴耳药。

3. 简述如何给学前儿童滴鼻药。

本 章 自 测

（共 100 分）

一、选择题（每小题 1 分，共 20 分）

1. 以下不属于学前儿童常见意外事故发生原因的是（　　）。

   A. 学前儿童动作能力提高，运动功能不完善

   B. 学前儿童对危险因素有充分认知

   C. 学前儿童好奇、好动、活泼、易冲动

   D. 学前儿童活动场地狭小，水电等安全设施不完善

2. 以下可以在游戏环节提供给学前儿童的游戏材料是（　　）。

   A. 锋利的小刀　　B. 布制的洋娃娃　　C. 有颜色的卡纸　　D. 小珠子

3. 以下属于跌伤的常见症状的是（　　）。

   A. 眼外伤　　B. 脑震荡　　C. 皮肤出水泡　　D. 脱臼

4. 若发现学前儿童大便异常，应及时与（　　）联系。

   A. 当地教育局　　B. 保教人员　　C. 园长　　D. 保健医生

5. 关于一日生活环节中的安全管理，以下错误的是（　　）。

   A. 来园环节教师应站在活动室门口，亲切接待学前儿童与家长

   B. 学习活动环节若有个别学前儿童要上厕所，请他等等，待环节结束再去

   C. 进餐时可以纠正学前儿童用餐礼仪

   D. 游戏环节提醒学前儿童遵守游戏规则

6. 学前儿童进食时嬉笑不停，将食物吸入气管中，出现呼吸困难，应当（　　）。

   A. 让他使劲咳嗽　　　　　　B. 安抚学前儿童

   C. 鼓励学前儿童倒立　　　　D. 立即送医院

7. 以下属于正面教育的做法是（　　）。

   A. 告诉学前儿童，如果违反规则会被带去警察局

   B. 告诉学前儿童，其父母会根据其表现的好坏，决定几点接其回家

   C. 模拟"陌生人来了怎么办"，提高学前儿童的安全意识

   D. 学前儿童做错事后采用"冷暴力"

8. 以下不属于学前儿童需要掌握的是（　　）。

   A. 安全用电的知识　　　　　B. 防骗的知识

   C. 修理电器的知识　　　　　D. 防火的知识

9. 以下对学前儿童小外伤的处理正确的是(　　)。

A. 跌伤后迅速将学前儿童扶起

B. 指甲盖挤伤脱落后，送学前儿童去医院

C. 一旦被刺伤立刻就医

D. 发生眼外伤后，责备学前儿童，使其下次不再受伤

10. 以下能预防动物咬伤的做法是(　　)。

A. 学前儿童可单独和宠物相处

B. 鼓励学前儿童随意抚摸动物

C. 户外活动时，学前儿童可以独自去草丛玩耍

D. 学前儿童要保持皮肤清洁、衣着干净，夏季还要涂抹驱蚊水

11. 异物入体的正确处理方法是(　　)。

A. 可用镊子将活体昆虫从外耳道取出　　B. 可用镊子夹出鼻腔异物

C. 可用镊子夹出眼部异物　　D. 可用镊子小心取出咽部异物

12. 对烧烫伤描述正确的是(　　)。

A. 烧烫伤分为三度，一度最高

B. 烧烫伤是由火焰、开水、热粥、热汤等作用于身体表面造成的

C. 二度烧烫伤皮肤出现水泡，疼痛较剧烈，会留疤

D. 三度烧烫伤表皮受损，数日即可自愈，不会留疤

13. 以下关于学前儿童中暑描述错误的是(　　)。

A. 只有在夏季外出活动才会导致人中暑

B. 主要症状是头痛、头晕、乏力、耳鸣，严重时还会出现痉挛、呼吸困难

C. 中暑后应迅速将学前儿童移至阴凉通风处

D. 高温天气，无论运动量大小，学前儿童都要注意增加液体摄入

14. 对学前儿童脱臼的描述正确的是(　　)。

A. 常见肩关节脱臼和桡骨大头半脱臼

B. 肩关节脱臼常见于8岁以下学前儿童

C. 学前儿童活动时，教师应遵守"放手不放眼"的原则

D. 学前儿童脱臼也可叫作"青枝骨折"

15. 对学前儿童溺水的急救措施正确的是(　　)。

A. 遇到溺水的学前儿童，救护人员无论会不会游泳都要下水救援

B. 溺水急救第一步是使其脱水上岸

C. 应先倒水，再检查呼吸道是否通畅

D. 若学前儿童心跳停止，应立即送往医院

16. 以下意外事故的预防中，无须注意学前儿童的营养摄入，不强调合理膳食的是（   ）。

  A. 惊厥   B. 晕厥   C. 骨折   D. 煤气中毒

17. 学前儿童的体温与成人的体温相比（   ）。

  A. 一样   B. 略低   C. 略高   D. 以上都有可能

18. 学前儿童能采用的物理降温方法是（   ）。

  A. 药物降温 B. 冰袋冷敷 C. 乙醇擦拭 D. 吃退热药

19. 学前儿童生病后正确的喂药方式是（   ）。

  A. 将药片研磨成细小粉末，溶在糖水里

  B. 将药片研磨成细小粉末，掺在饭里

  C. 1岁左右的学前儿童应鼓励其自己吃药

  D. 2~3岁的学前儿童可以采用吓唬式喂药方式

20. 以下关于止鼻血的做法正确的是（   ）。

  A. 用干净的餐巾纸填塞止血

  B. 用清洁的乙醇棉花填塞止血

  C. 用食指和中指捏住鼻翼5分钟，压迫止血

  D. 若捏鼻止血没止住，则加上填塞法效果更好

二、判断题（每小题1分，共16分）

1. 要消除意外事故的隐患，学前儿童活动场地要经常打扫。（   ）

  A. 正确   B. 错误

2. 托幼园所只要对学前儿童进行适当的教育，就能避免意外事故的发生。（   ）

  A. 正确   B. 错误

3. 有些意外事故发生后，必须在现场争分夺秒地进行抢救，以防止可以避免的死亡或终身残疾。（   ）

  A. 正确   B. 错误

4. 为了避免拥挤，可以分批先将早醒的学前儿童带离午睡室。（   ）

  A. 正确   B. 错误

5. 保育员应告诉学前儿童，若被埋在废墟中，应大声呼救，方便救援。（   ）

  A. 正确   B. 错误

6. 当学前儿童发生摔伤时，应立即抱起学前儿童送医院治疗。（   ）

  A. 正确   B. 错误

7. 学前儿童使用剪刀等物品时，若不慎受伤，应立即消毒再止血。（ ）

  A. 正确   B. 错误

8. 学前儿童缺乏对外界事物的理解和判断，因此可以用禁止式手法教育学前儿童，强化他们的安全意识。（ ）

  A. 正确   B. 错误

9. 冬天不管是在室内生炉还是采用取暖设备，都需要开窗通风。（ ）

  A. 正确   B. 错误

10. 对溺水儿童的处理中，为了保持其呼吸道畅通应立即进行人工心脉复苏。（ ）

  A. 正确   B. 错误

11. 对难以取出的异物，可自行应用镊子小心处理，不可采用硬吞食物的方式。（ ）

  A. 正确   B. 错误

12. 为了保护学前儿童的眼角膜，要想办法防止学前儿童揉眼睛。（ ）

  A. 正确   B. 错误

13. 一旦发现学前儿童支气管内有异物，应立即送医急救。（ ）

  A. 正确   B. 错误

14. 托幼园所的教室有电器漏电，提醒学前儿童不要靠近即可，不用特意检修该电器。（ ）

  A. 正确   B. 错误

15. 给学前儿童洗澡时，要先倒凉水，后倒热水。（ ）

  A. 正确   B. 错误

16. 骨折分为开放性和闭合性两种，其中骨折处皮肤破裂与外界相通为闭合性骨折。（ ）

  A. 正确   B. 错误

三、简答题（每小题 4 分，共 24 分）

1. 简述学前儿童预防异物入体的措施。

2. 简述学前儿童触电的处理步骤。

3. 简述如何预防动物咬伤。

4. 简述学前儿童扭伤的处理方法及预防措施。

5. 简述学前儿童骨折的处理方法。

6. 简述学前儿童常用的冷敷方法。

四、论述题(每小题 5 分，共 10 分)

1. 根据小外伤的种类，说明相对应的处理及预防。

2. 根据实际情况，说明为学前儿童喂药的方法。

五、案例分析题(每小题 10 分，共 30 分)

1. 托幼园所体育课间，小明下楼时和其他幼儿打闹不慎摔倒，用手腕撑地后立刻大哭，教师连忙上前查看，发现小明手腕红肿，有剧烈的压痛感，手臂似乎运动受限，且出现无法活动现象。

(1)结合案例分析教师接下来应该怎么处理。
(2)应如何预防此类事件发生？

2. 中班的花花上午9：00才入园，早点没吃完就去操场做操。做操过程中，花花突然失去知觉，晕倒在地，教师连忙上前查看，发现花花脸色苍白、四肢冰冷地躺在地上。事后教师询问家长，得知花花在家也没吃早饭。

（1）结合案例分析花花怎么了。

（2）应如何处理及预防此类事情发生？

3. 中（2）班的小朋友去户外活动前，黄老师见保育员张老师忙着整理教室，于是黄老师在提醒小朋友上下楼梯要排队、遵守安全规则后，便自行和副班教师一起带小朋友下楼梯。不料，有小朋友在下楼梯时因打闹而摔跤，黄老师见小朋友摔倒后没有哭闹，表扬他后，继续带其余小朋友下楼梯。

（1）结合案例分析此次事故发生的原因。

（2）分析黄老师的做法，你认为还能怎么做？

第六章

学前儿童的心理健康

复习目标

1. 了解健康的概念和心理健康的标志。
2. 了解学前儿童期恐惧、遗尿症、攻击性行为、说谎、口吃、习惯性阴部摩擦、多动症的表现,掌握其发生的原因和矫正方法。
3. 了解影响学前儿童心理健康的因素。
4. 掌握维护和促进学前儿童心理健康的措施。

重点难点

1. 了解学前儿童期恐惧、遗尿症、攻击性行为、说谎、口吃、习惯性阴部摩擦、多动症的表现,掌握其发生的原因和矫正方法。
2. 掌握维护和促进学前儿童心理健康的措施。

考点分析

本章内容侧重学前儿童心理健康,呵护学前儿童心理健康是促进其健康发展非常重要的一环,因此本章在学业水平考试中所占比重不低,为10%,共25分。重难点在第二、三节,但考点则每小节均有涉及。故而学生在学习时应注意知识点的区别和联系。本章内容从学前儿童的心理方面入手,研究如何保护和增进学前儿童的健康。学习本章时,学生应注意区分健康与心理健康的定义,明白心理健康六大标准的实际意义;学生应能够区分常见心理卫生问题的表现,掌握其发生的原因和矫正方法,并能从整体上掌握维护和促进学前儿童心理健康发展的具体措施。

第六章 学前儿童的心理健康

本章思维导图

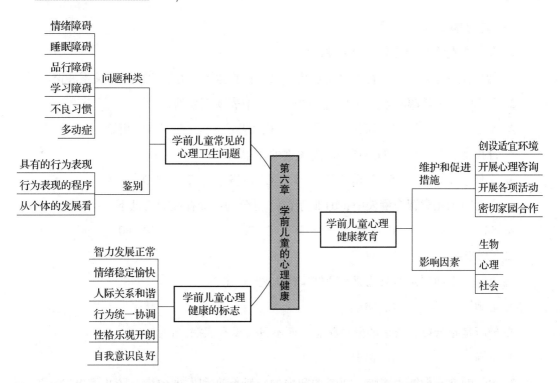

第一节 学前儿童心理健康的标志

课时考点分析

本节考点较少，要求掌握健康的概念和心理健康的标志，学习时注意厘清概念内核。

知识梳理

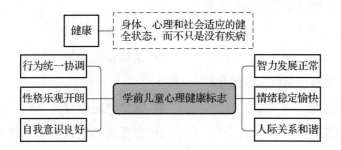

课堂练习

一、选择题

1. 人正常生活的最基本心理条件是(　　)。

   A. 智力发展正常　　B. 情绪稳定愉快　　C. 自我意识良好　　D. 人际关系和谐

2. 个体的心理健康状态是在与他人的(　　)中表现出来的。

   A. 交往　　　　　　B. 谈话　　　　　　C. 游戏　　　　　　D. 相处

3. 自我意识在(　　)的形成中起着关键的作用。

   A. 个性　　　　　　B. 气质　　　　　　C. 性格　　　　　　D. 人格

4. 韦克斯勒儿童智力量表中，IQ 低于(　　)分的可能存在智力低下。

   A. 50　　　　　　　B. 60　　　　　　　C. 70　　　　　　　D. 80

二、判断题

1. 人际关系和谐是学前儿童心理健康标志之一。(　　)

   A. 正确　　　　　　B. 错误

2. 健康是指身体、心理的健全状态，而不只是没有疾病。(　　)

   A. 正确　　　　　　B. 错误

3. 给学前儿童做智力测验，要考虑智力的年龄标准和发展效应，防止滥贴"标签"现象。(　　)

   A. 正确　　　　　　B. 错误

4. 某些学前儿童可能存在一些与学前儿童心理健康的标志略有不符的特征，但如果仍有相当的社会适应能力，则应视为心理健康。(　　)

   A. 正确　　　　　　B. 错误

课后精练

一、选择题

1. 以下属于心理健康首要条件的是(　　)。

   A. 智力发展正常　　　　　　　　　　B. 情绪稳定协调

   C. 人际关系和谐　　　　　　　　　　D. 情绪稳定愉快

2. 以下不属于心理健康标准的是(　　)。

   A. 智力发展正常　　　　　　　　　　B. 情绪稳定愉快

   C. 性格乐观开朗　　　　　　　　　　D. 气质自然通透

3. 以下关于韦克斯勒儿童智力量表对儿童智商定位的描述错误的是( )。
   A. 平均智商为 100 分　　　　　　　　B. IQ 在 150 分以上为天才
   C. IQ 低于 70 分可能智力低下　　　　D. 平均智商即 IQ

4. 心理健康的学前儿童在个性方面常表现出( )。
   A. 开朗、自信　　　　　　　　　　　B. 乐观、犹疑
   C. 谦虚、冷漠　　　　　　　　　　　D. 吝啬、孤僻

5. 不健康的学前儿童有( )表现。
   A. 行为表达方式日趋合理、成熟　　　B. 行为既不过敏又不迟钝
   C. 行为经常偏离了自己的年龄特征　　D. 行为较过去的自己发生了变化

6. 以下( )是心理健康的学前儿童没有的情绪。
   A. 情绪稳定、积极向上　　　　　　　B. 具有对他人的爱和同情心
   C. 能合理地宣泄不良情绪　　　　　　D. 消极情感多于积极情感

7. 自我意识是主体对自己及自己与( )关系的意识。
   A. 宏观世界　　B. 微观世界　　C. 客观世界　　D. 主观世界

二、判断题

1. 对学前儿童来说，健康是第一位的，因此有强壮的体魄就能保证其健康。( )
   A. 正确　　　　　B. 错误

2. 心理健康的标志是一种粗线条的标准，是"理想"的标志。( )
   A. 正确　　　　　B. 错误

3. 人的健康状态具有静态的特点，并非一成不变。( )
   A. 正确　　　　　B. 错误

4. 学前儿童有时胆怯、不爱说话就是心理不健康的表现。( )
   A. 正确　　　　　B. 错误

5. 学前儿童人际交往的技能较差，因此他们不乐于与人交往，教师要着重培养学前儿童的人际交往能力。( )
   A. 正确　　　　　B. 错误

6. 心理健康的学前儿童行为通常表现为既不过敏又不迟钝。( )
   A. 正确　　　　　B. 错误

7. 一个人的行为经常偏离自己的年龄特征，如学前儿童有攻击性行为，这是不健康的表现。( )
   A. 正确　　　　　B. 错误

8. 当学前儿童在语言中出现"我"时，说明他已经有了自我意识。( )
   A. 正确　　　　　B. 错误

9. 学前儿童个性方面表现出活泼开朗，乐观等意味着该儿童情绪稳定愉快。（　　）

A. 正确　　　　　B. 错误

10. 学前儿童性格发展不良，则可能会有胆怯、冷漠、吝啬等表现。（　　）

A. 正确　　　　　B. 错误

三、简答题

1. 简述健康的概念。

2. 简述心理健康的标志。

第二节　学前儿童常见的心理卫生问题

课时考点分析

　　本节首先介绍学前儿童常见心理卫生问题的鉴别方法，让学生了解学前儿童常见的心理卫生问题的种类，在学习时学生需了解学前儿童期恐惧、遗尿症、攻击性行为、说谎、口吃、习惯性阴部摩擦、多动症的表现，并掌握这些常见心理卫生问题的发生原因和矫正方法。本节考点较多，学生需结合案例进行学习。

知识梳理

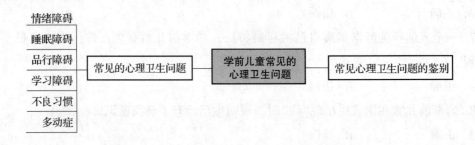

课堂练习

一、选择题

1. 遗尿症的正确矫正方法是(　　)。

   A. 夜间频繁唤醒学前儿童排尿

   B. 建立合理的生活制度，养成合理的排尿习惯

   C. 白天尽量让学前儿童少喝水

   D. 让学前儿童迟睡

2. 下列行为属于无意说谎的是(　　)。

   A. 为了得到表扬而说谎　　　　B. 为了逃避责备而说谎

   C. 故意编造谎言　　　　　　　D. 把渴望得到的东西说成已经得到

3. 学前儿童攻击性行为的正确矫正方法是(　　)。

   A. 立即体罚学前儿童　　　　　B. 姑息迁就学前儿童

   C. 表扬鼓励学前儿童　　　　　D. 待行为自行消退后再教育学前儿童

4. 学前儿童口吃的正确矫正方法是(　　)。

   A. 批评教育学前儿童

   B. 时时强化和纠正学前儿童

   C. 对口吃的学前儿童进行口型示范和发音训练

   D. 通过指责、嘲笑等手段让其改正口吃

5. 下列关于学前儿童多动症的表述，错误的是(　　)。

   A. 训练学前儿童的注意力

   B. 对多动症学前儿童要耐心地帮助和指导

   C. 多动症是一种常见的学前儿童交往障碍疾患

   D. 引导学前儿童在集体活动中遵守一定的行为规范

6. 下列关于学前儿童习惯性阴部摩擦的矫正方法，错误的是(　　)。

   A. 惩罚、讥笑、恐吓孩子　　　B. 培养学前儿童的卫生习惯

   C. 分散对性器官的过分注意　　D. 衣服不要过暖，内裤不要太紧

7. 下列关于遗尿症矫正的说法，错误的是(　　)。

   A. 及早治疗躯体疾病　　　　　B. 训练学前儿童自觉排尿

   C. 频繁提醒学前儿童排尿　　　D. 树立克服遗尿的信心

二、判断题

1. 教师对口吃的学前儿童要用多种方式，甚至是威胁、强迫的方式进行矫

正。（　　）

　　A. 正确　　　　　　B. 错误

2. 幼儿园所教师应帮助有攻击性行为的学前儿童学会与他人相处。（　　）

　　A. 正确　　　　　　B. 错误

3. 学前儿童常会出现"人来疯"的现象是由于学前儿童的小脑发育相对较晚。（　　）

　　A. 正确　　　　　　B. 错误

4. 对待学前儿童攻击性行为既不可迁就姑息，也不可体罚。（　　）

　　A. 正确　　　　　　B. 错误

5. 随着年龄的增长，如果恐惧感长期不消退，就有可能导致学前儿童的退缩或回避行为。（　　）

　　A. 正确　　　　　　B. 错误

6. 对于患恐惧症的学前儿童，要注意多多关注其讲话，让他多讲话，这样才能早日痊愈。（　　）

　　A. 正确　　　　　　B. 错误

7. 对于学前儿童的说谎行为，成人都应该严厉指责和批评。（　　）

　　A. 正确　　　　　　B. 错误

8. 遗尿症属于学前儿童心理卫生问题中的行为障碍。（　　）

　　A. 正确　　　　　　B. 错误

9. 学前儿童把自己渴望的东西说成是自己已有的东西，是有意说谎。（　　）

　　A. 正确　　　　　　B. 错误

课后精练

一、选择题

1. 以下属于学前儿童常见的心理卫生问题中情绪障碍的是（　　）。

　　A. 学前儿童期恐惧　　　　　　B. 遗尿症

　　C. 攻击性行为　　　　　　　　D. 多动症

2. 对学前儿童无意说谎的描述正确的是（　　）。

　　A. 为了得到表扬、奖励或逃避责备，编造谎言

　　B. 三四岁的学前儿童由于认知水平低，把想象的东西当作现实存在的

　　C. 学前儿童知道自己在说谎

　　D. 学前儿童无意说谎是因为智力发育迟缓

3. 以下学前儿童可能存在心理卫生问题的是(　　)。

A. 2岁的甜甜拿不到娃娃就大发脾气

B. 3岁的小天晚上睡觉偶尔尿床

C. 4岁的浩浩说自己是奥特曼要去打怪兽

D. 5岁的桃桃紧张时会抚摸生殖器官

4. 以下属于攻击性行为的表现是(　　)。

 A. 撞头、拽头发   B. 躲起来

 C. 哭喊着从梦中惊醒   D. 打人、咬人

5. 以下问题属于学习障碍的是(　　)。

 A. 口吃   B. 攻击性行为   C. 说谎   D. 多动症

6. 矫正学前儿童口吃正确的做法是(　　)。

A. 少数学前儿童口吃的矫正可以从解除学前儿童的心里紧张入手

B. 因发育迟缓而发生的口吃应立即送医院治疗

C. 学前儿童出现口吃应注意及时矫正，必要时可以指责，帮助其改正

D. 成人与学前儿童说话时可以加快语速，让学前儿童受到感化，改正口吃

7. 学前儿童习惯性阴部摩擦属于学前儿童常见的心理卫生问题中的(　　)。

 A. 情绪障碍   B. 品行障碍   C. 不良习惯   D. 学习障碍

8. 学前儿童多动症矫正的正确做法是(　　)。

A. 不要求多动症学前儿童遵守一定的行为规范

B. 成人要耐心地帮助和指导多动症学前儿童

C. 无须过多矫正，随着年龄的增加，症状会自然消失

D. 矫正时可对学前儿童采用批评惩罚法

9. 以下对遗尿症矫正方法正确的是(　　)。

A. 增加提醒学前儿童排尿次数

B. 减少学前儿童饮水的次数

C. 建立合理的作息制度，养成良好的卫生习惯

D. 不用对学前儿童加强自觉排尿的训练，顺其自然就好

二、判断题

1. 正常心理和异常心理的区别是相对的。(　　)

 A. 正确   B. 错误

2. 根据学前儿童心理发展规律和年龄特征，不需要特地矫正异常行为。(　　)

 A. 正确   B. 错误

3. 学前儿童期是个体社会化的初始阶段,是个性实际形成的奠基时期。（　　）

　A. 正确　　　　B. 错误

4. 教师可以依据学前儿童上课的状况判断幼儿是否有多动症。（　　）

　A. 正确　　　　B. 错误

5. 习惯性口腔动作属于学习障碍。（　　）

　A. 正确　　　　B. 错误

6. 习惯性阴部摩擦中女幼儿多于男幼儿。（　　）

　A. 正确　　　　B. 错误

7. 学前儿童偶尔抚摸或玩弄自己的生殖器官,这在生长发育过程中是正常的。（　　）

　A. 正确　　　　B. 错误

8. 成人对学前儿童的无意说谎与有意说谎处理方式不一样。（　　）

　A. 正确　　　　B. 错误

9. 托幼园所帮助学前儿童学习如何与他人相处,调节自己的情绪就是帮助和促进学前儿童社会化的过程。（　　）

　A. 正确　　　　B. 错误

10. 造成遗尿症的原因中,大部分是生理因素,如蛲虫病、膀胱疾病等。（　　）

　A. 正确　　　　B. 错误

11. 生疏的动物和情境、陌生人、闪光、阴影等都可能成为学前儿童的主要恐惧对象。（　　）

　A. 正确　　　　B. 错误

三、简答题

1. 简述学前儿童期恐惧的矫正方法。

2. 简述学前儿童多动症的矫正方法。

3. 简述造成学前儿童习惯性阴部摩擦的主要原因。

四、论述题

请根据遗尿症的表现,说明其症状成因与矫正方法。

第三节 学前儿童心理健康教育

课时考点分析

本节主要从"生物—心理—社会"医学模式多维的角度探讨影响学前儿童心理健康的因素,进一步分析维护和促进学前儿童心理健康的措施。在学习时需要将两个知识点结合起来,彻底掌握知识点,并能灵活运用。本节考点虽然不多,但学生仍要背诵,以免遗漏知识点。

知识梳理

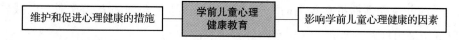

课堂练习

一、选择题

1. 某学前儿童动作不灵活,好动,很难安静,手眼协调能力差,写字笔画长短失控,上小学后出现了学习障碍。这反映了影响学前儿童心理健康的哪种生理因素?(　　)。

A. 遗传因素　　　　　　　　　　　B. 后天的脑损伤

C. 感觉统合失调　　　　　　　　　D. 先天的非遗传因素

2. （　　）属于帮助学前儿童社会交往技能的要素。

　　A. 移情、分享、自信　　　　　　B. 合作、自信、自大

　　C. 自信、打人、吝啬　　　　　　D. 移情、暴怒、敌意

3. 向学前儿童提出一个要求后，他可以对这个要求提出异议并说出自己的理由，在这种情况下，家长会改变自己的要求而提出另一个更适于他的要求。该父母的养育态度是（　　）。

　　A. 专制型　　　B. 溺爱型　　　C. 放任型　　　D. 民主型

4. （　　）是形成健康的性心理的重要因素。

　　A. 认为男孩优于女孩　　　　　　B. 认为女孩优于男孩

　　C. 没有性别歧视　　　　　　　　D. 不要对女孩冷漠

5. 对学前儿童开展性教育应该（　　）。

　　A. 禁止女孩玩打仗游戏

　　B. 平等对待，没有性别歧视

　　C. 恐吓制止学前儿童玩弄外生殖器

　　D. 回避学前儿童提出的有关性的问题

6. 出现"星期一病"的学前儿童，多是因为在执行生活制度过程中不够重视（　　）。

　　A. 保教结合　　　B. 坚持执行　　　C. 家园同步　　　D. 个别照顾

7. 妈妈发现小班的晨晨把幼儿园的玩具带回家，于是责骂晨晨："你不能拿幼儿园的东西，再这样做，妈妈就不要你了！"晨晨妈妈的养育态度是（　　）。

　　A. 专制型　　　B. 溺爱型　　　C. 民主型　　　D. 放任型

二、判断题

1. 教师应用自然的语气和表情回答学前儿童提出的有关性的问题。（　　）

　　A. 正确　　　B. 错误

2. 当学前儿童受到挫折和委屈时，允许学前儿童通过合理的方式宣泄，以减轻心理压力，但不能采用打人、骂人、毁坏东西等方法。（　　）

　　A. 正确　　　B. 错误

3. 教师与学前儿童交谈时，最好保持较近的距离和视线的接触。（　　）

　　A. 正确　　　B. 错误

4. 师幼关系和班级气氛会对学前儿童心理产生重大影响，其中学前儿童是关键。（　　）

　　A. 正确　　　B. 错误

5. 托幼园所要注意对学前儿童开展科学的性角色教育,以便形成正确的性别自我认同。( )

A. 正确　　　　　　B. 错误

课后精练

一、选择题

1. 以下属于影响学前儿童心理健康因素中生物因素的是(　　)。

A. 气质　　　　B. 家长　　　　C. 感觉统合　　　　D. 社会

2. 以下对感觉统合失调描述正确的是(　　)。

A. 感觉统合失调的学前儿童无法将多感官获取的信息进行综合有效管理

B. 感觉统合失调的学前儿童灵活、好动

C. 感觉统合失调的学前儿童不喜欢阅读,但动作较多,手眼协调不错

D. 感觉统合失调的学前儿童非常擅长学习

3. 以下促进学前儿童心理健康的正确措施是(　　)。

A. 托幼园所要强化性别差异

B. 避免生存环境中的不良刺激,如噪音等也会影响学前儿童的情绪

C. 要让学前儿童心情愉快地学习,因此要事事迁就学前儿童

D. 托幼园所教育比家庭教育重要,应放在首位

4. 培养学前儿童良好的卫生习惯能让其(　　)。

A. 烦躁易怒　　B. 注意力下降　　C. 情绪饱满稳定　　D. 有攻击性行为

5. 动机是在(　　)的基础上产生的。

A. 需要　　　　B. 需求　　　　C. 渴望　　　　D. 渴求

6. 以下(　　)是组成个性的一部分。

A. 气质　　　　B. 自我意识　　　　C. 情绪　　　　D. 性格

7. 环境对学前儿童心理健康教育有独特的效果,它是一种(　　)。

A. 主观资源　　B. 客观资源　　C. 显性资源　　D. 隐性资源

8. 教师应对性格过于内向的学前儿童应(　　)。

A. 鼓励学前儿童和别人吵架　　　　B. 采取忽视的态度,让其自由发展

C. 让学前儿童学会恰当地自我评价　　D. 事事让该学前儿童得第一

9. 向家长宣传心理健康教育是为了(　　)。

A. 给学前儿童创设适宜环境　　　　B. 完成任务

C. 及时发现家长的心理问题　　　　D. 密切家园协作

二、判断题

1. 母亲孕期吸烟对胎儿的影响是生理因素中的后天非遗传因素。（　　）

  A. 正确　　　　　　B. 错误

2. 建立良好的师生关系首先要建立教师的权威。（　　）

  A. 正确　　　　　　B. 错误

3. 托幼园所是学前儿童接触到的第一个环境。（　　）

  A. 正确　　　　　　B. 错误

4. 学前儿童从小缺少玩伴是引起其感觉统合失调的唯一原因。（　　）

  A. 正确　　　　　　B. 错误

5. 过分溺爱会让学前儿童的情绪、态度、行为习惯停留在婴儿水平。（　　）

  A. 正确　　　　　　B. 错误

6. "生物因素""心理因素""社会因素"相互联系不可分割，共同对学前儿童的心理产生影响。（　　）

  A. 正确　　　　　　B. 错误

7. 情绪反映在习惯化的行为方式之中。（　　）

  A. 正确　　　　　　B. 错误

8. 健康的性教育要淡化固有的性别框架，充分发挥每个人的个性。（　　）

  A. 正确　　　　　　B. 错误

三、简答题

简述维护和促进学前儿童心理健康的措施。

四、论述题

请结合实际说明开展学前儿童心理健康教育的主要内容。

本 章 自 测

（共100分）

一、选择题（每小题1分，共20分）

1. 智力是由（　　）构成的。
   A. 观察力、注意力、抗逆力、思维力、好奇心
   B. 观察力、注意力、记忆力、思维力、想象力
   C. 观察力、注意力、记忆力、好奇心、想象力
   D. 观察力、抗逆力、记忆力、思维力、想象力

2. 以下不属于生理因素导致的心理卫生问题的是（　　）。
   A. 学前儿童期恐惧　　　　　　B. 遗尿症
   C. 习惯性阴部摩擦　　　　　　D. 多动症

3. 以下不属于情绪障碍的是（　　）。
   A. 学前儿童期恐惧　　　　　　B. 暴怒发作
   C. 攻击性行为　　　　　　　　D. 选择性缄默

4. 下列属于学前儿童说谎的原因是（　　）。
   A. 学前儿童认知水平低，分不清想象与现实
   B. 学前儿童智力发展缺陷
   C. 学前儿童不想与人说话
   D. 学前儿童思维太活跃，注意力不集中

5. 以下表现属于学前儿童学习障碍的是（　　）。
   A. 说话多停顿，重复发音，造成语言不流畅
   B. 注意力不集中，活动过多，情绪不稳
   C. 害怕教师，害怕上课
   D. 白天上课尿裤子，晚上尿床

6. 以下属于学前儿童期恐惧的原因是（　　）。
   A. 学前儿童大脑皮质抑制过程不完善
   B. 受惊、紧张、恐惧等因素引起的防卫性反应
   C. 肠道寄生虫和癫痫发作引起的
   D. 被父母和成人恐吓以及学前儿童自身的感受

7. 以下对攻击性行为描述正确的是(　　)。

   A. 学前儿童常出现这个现象可能与其气质类型有关

   B. 通常表现为自残、摔东西、在地上打滚等，以发泄怒气

   C. 通常表现为冲撞、打人、踢人、咬人等，或引起他人注意

   D. 非常敏感，易激动或暴怒、啼哭等

8. 口吃为常见的(　　)。

   A. 学习缺陷　　　　B. 不良习惯　　　　C. 语言节奏障碍　　D. 语言发育迟缓

9. 学前儿童说自己是和奥特曼一起飞到幼儿园来上课的，这属于(　　)。

   A. 无意说谎　　　　B. 有意说谎　　　　C. 梦游　　　　　　D. 胡说

10. 以下对移情教育理解有误的是(　　)。

    A. 引导学前儿童设身处地地为别人着想

    B. 引导学前儿童明白分享的意义

    C. 要求学前儿童参加比赛都拿第一名

    D. 让学前儿童学会恰当地评价自己

11. 家庭养育态度一般可以分为(　　)。

    A. 溺爱型、专制型、放任型和民主型

    B. 溺爱型、专制型、放任型和冷漠型

    C. 溺爱型、专制型、鼓励型和民主型

    D. 鼓励型、专制型、放任型和冷漠型

12. 以下矫正遗尿症的做法正确的是(　　)。

    A. 对患有躯体疾病的学前儿童，应鼓励他们强化训练

    B. 让学前儿童合理膳食，少食酸性食品等

    C. 按时睡觉，夜间定时唤醒学前儿童排尿

    D. 成人尽早对学前儿童把尿，帮助其形成自主排尿

13. 以下属于后天的脑损伤导致影响学前儿童心理健康的因素是(　　)。

    A. 乙型脑炎　　　　　　　　　　B. 胎儿期病毒感染

    C. 爸爸精神分裂　　　　　　　　D. 感觉统合失调

14. 以下表现不属于学前儿童刚入托幼园所时容易出现的现象是(　　)。

    A. 不安全感　　　B. 自理能力差　　　C. 争吵玩具哭闹　　D. 有意说谎

15. 以下对口吃描述正确的是(　　)。

    A. 是一种语言发育迟缓　　　　　　B. 发作时面部表情呆滞

    C. 口吃的发生主要与心理状态有关　　D. 多发生于4岁学前儿童

16. 以下问题在正常情况下能随着学前儿童年龄的增长而自行消失的是(　　)。

A. 攻击性行为　　　　　　　　B. 遗尿症

C. 说谎　　　　　　　　　　　D. 学前儿童期恐惧

17. 以下不属于影响学前儿童心理健康的社会因素的是(　　)。

A. 父母遗传　　B. 家庭　　　C. 托幼园所　　D. 社会

18. 以下对有助于建立良好师幼关系的理解正确的是(　　)。

A. 起关键作用的是同伴　　　　B. 起关键作用的是教师

C. 教师能控制好学前儿童　　　D. 首先学前儿童要信任教师

19. 以下不属于多动症学前儿童主要表现的是(　　)。

A. 注意力不集中　　B. 冲动任性　　C. 活动过多　　D. 女孩多于男孩

20. 以下属于不良习惯的症状是(　　)。

A. 玩弄生殖器官　　B. 吮指头　　C. 舔嘴唇　　D. 害怕鞭炮的声音

二、判断题(每小题1分，共20分)

1. 原发性遗尿的学前儿童存在曾经完成了膀胱控制后又丧失控制的情况。(　　)

A. 正确　　　　B. 错误

2. 情绪稳定的学前儿童具有对他人的爱和同情心。(　　)

A. 正确　　　　B. 错误

3. 对体弱及行为异常的学前儿童，让其休学回家。(　　)

A. 正确　　　　B. 错误

4. 遗尿症是睡眠障碍的一种。(　　)

A. 正确　　　　B. 错误

5. 面对学前儿童期恐惧最好的教育方式是恐吓，恐惧自然消退。(　　)

A. 正确　　　　B. 错误

6. 口吃为常见的语言节奏缓慢。(　　)

A. 正确　　　　B. 错误

7. 学前儿童习惯性的阴部摩擦行为多见于女孩。(　　)

A. 正确　　　　B. 错误

8. 多动症的表现有注意力不集中、活动过多、情绪不稳定、学习困难等现象。(　　)

A. 正确　　　　B. 错误

9. 学前儿童心理健康教育既要面向全体，又要关注少数学前儿童。(　　)

A. 正确　　　　B. 错误

10. 学前儿童抚摸生殖器官是需要立刻制止的行为。(　　)

A. 正确　　　　B. 错误

11. 智力发展正常是心理健康的首要条件。（   ）

　　A. 正确　　　　　　B. 错误

12. 学前儿童智商（IQ）在 130 以上，即为天才儿童。（   ）

　　A. 正确　　　　　　B. 错误

13. 学前儿童性格乐观开朗的表现，是其能悦纳自己，体验到自己的价值。（   ）

　　A. 正确　　　　　　B. 错误

14. 幼儿期恐惧是学前儿童在该时期出现的情绪障碍，该恐惧不是由特定的对象造成的。（   ）

　　A. 正确　　　　　　B. 错误

15. 攻击性行为属于学前儿童的不良习惯。（   ）

　　A. 正确　　　　　　B. 错误

16. 遗尿症仅指 5 岁以上的孩子从未建立起膀胱控制，存在一直遗尿的现象。（   ）

　　A. 正确　　　　　　B. 错误

17. 多动症也属于学前儿童常见心理卫生问题，需要及早治疗干预。（   ）

　　A. 正确　　　　　　B. 错误

18. 学前儿童常见心理卫生问题不包括智力落后和孤独症，其属于心里疾患。（   ）

　　A. 正确　　　　　　B. 错误

19. 因发育迟缓而发生的口吃约占口吃学前儿童的 90%，需要及早干预。（   ）

　　A. 正确　　　　　　B. 错误

20. 幼儿的自我评价越高越好，越高越有利于其自信的建立。（   ）

　　A. 正确　　　　　　B. 错误

三、简答题（每小题 4 分，共 20 分）

1. 简述遗尿症的矫正方法。

2. 简述学前儿童攻击性行为产生的原因及矫正方法。

3. 简述学前儿童口吃的原因及矫正方法。

4. 简述科学进行性教育的方法。

5. 简述学前儿童习惯性阴部摩擦的矫正方法。

四、论述题（每小题5分，共10分）

1. 请根据不同的说谎类型，说明学前儿童说谎的成因及矫正方法。

2. 请结合实际说明开展学前儿童心理健康教育的主要内容。

五、案例分析题（每小题10分，共30分）

1. 保育员张老师发现班级的浩浩经常抚摸自己的生殖器官，有一次发现他又抚摸自己的生殖器官，张老师立即制止浩浩，并说："浩浩，这是不对的行为，你再这样的话，就没有小朋友理你了"。之后张老师当着全班同学的面说了这件事，让大家一起监督浩浩，帮他改掉这个习惯。

（1）结合案例分析浩浩的行为正常吗？引起这种行为的原因有哪些？

(2)分析张老师的做法,并说说看还能怎么帮助浩浩。

2. 天天是家里的小霸王,他的欲望总会被满足。他看到班级的同学有好玩的玩具伸手就抢,遭到拒绝后会生气地大叫,并且踢人、打人。教师和家长反应情况后,家长却认为这是小朋友之间的打闹玩笑,不需要大惊小怪。

(1)结合案例分析造成天天这些情况的原因。

(2)分析教师应从哪些方面入手处理天天的问题,并举例说明。

3. 桃桃 4 岁时已经会自主排尿了,但 5 岁转学到新的幼儿园后却频繁出现了白天尿裤、睡觉尿床的现象。针对这种情况,班上教师尝试过让桃桃减少喝水的次数,频繁提醒桃桃上厕所,但这些都没有用,教师便和桃桃说再尿裤子就不给她换裤子,让她被别人笑。

(1)结合案例分析桃桃是什么情况。

(2)你如何评价该教师的做法,并说说看还能怎么做。

托幼园所的卫生保健制度

复习目标

1. 了解托幼园所生活制度的概念和制定生活制度的意义。
2. 掌握制定学前儿童生活制度的原则。
3. 掌握学前儿童一日活动的内容和各环节的卫生要求。
4. 理解学前儿童健康检查制度、体格锻炼制度、卫生与消毒制度、信息收集制度的内容。

重点难点

1. 掌握制定学前儿童生活制度的原则。
2. 掌握学前儿童一日活动的内容和各环节的卫生要求。

考点分析

本章学习的内容在实际工作中有比较大的指导意义,因此在学业水平考试中占比高,为15%,共37.5分。重难点以及考点大部分都集中在第一节的学习内容中,尤其是学前儿童一日活动的内容和各环节的卫生要求,其内容多且杂,实用性强,考点多;第二节中有不少内容与前面的内容有关联,比如膳食的管理制度、常见疾病的预防与管理制度等,在考纲中不再详细呈现,学习难点比较少,因此考点也比较少。第二节的考点为学前儿童健康检查制度、体格锻炼制度、卫生与消毒制度、信息收集制度的内容等。

本章思维导图

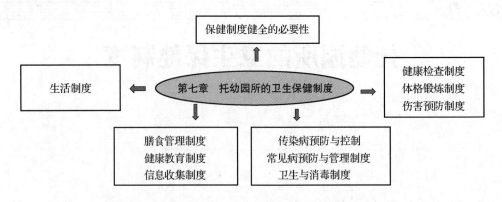

第一节 托幼园所的生活制度

课时考点分析

托幼园所的生活制度是本章的学习重点。生活制度在托幼园所中具有不可取代的重要意义,尤其是一日生活制度的制定及执行,是保育员工作的重点,也是必须掌握的基本工作技能。学前儿童的生活环节多,每个环节的保教内容都有相应的内容及要求。保育员不能按照自己的经验组织活动,而应该重视生活环节的保教,严格遵循工作原则开展科学、严谨的保教活动。因此,本节是历年来学业水平考试的重要考点。学生学习中要耐心、细致,理解各个环节的内容及要求,梳理好知识脉络,在理解的基础上记忆每个环节的学习内容,并用来指导自己未来的保教工作。

知识梳理

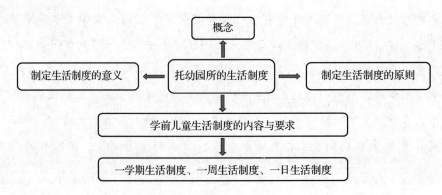

第七章　托幼园所的卫生保健制度

课堂练习

一、选择题

1. 托幼园所的基本活动是(　　)。
   A. 游戏活动　　B. 教学活动　　C. 户外体育活动　　D. 日常生活活动

2. 违反制定生活制度原则的是(　　)。
   A. 根据学前儿童的年龄特点和体质安排活动
   B. 根据学前儿童生理活动的特点安排活动
   C. 不需要根据地区的特点及季节的变化做调整
   D. 根据家长的需要，安排学前儿童入园和离园的时间

3. 正常情况下，中班学前儿童每次集中教学活动的时间是(　　)。
   A. 10~15 分钟　　B. 20~25 分钟　　C. 25~30 分钟　　D. 30~35 分钟

4. 教师指导学前儿童进餐的正确做法是(　　)。
   A. 指导小班学前儿童餐前擦桌子、分发碗筷
   B. 为学前儿童创设舒适、愉快的进餐环境
   C. 允许学前儿童就餐时说话，左顾右盼
   D. 餐后带学前儿童跑跑步，有利于食物消化

5. 学前儿童每日户外体育活动的时间不得少于(　　)。
   A. 半小时　　B. 1 小时　　C. 2 小时　　D. 3 小时

6. 下列关于学前儿童进餐中的卫生要求，做法错误的是(　　)。
   A. 教师处理班级发生的问题　　B. 要求学前儿童安静地进餐
   C. 要求学前儿童尽量做到细嚼慢咽　　D. 保持桌面、地面和衣服的清洁

7. 下列关于学前儿童睡眠的卫生要求，说法正确的是(　　)。
   A. 卧室光线充足
   B. 及时纠正学前儿童的不良睡姿
   C. 学前儿童上床后可以跟同伴说悄悄话
   D. 睡前组织学前儿童玩"老鹰捉小鸡"游戏

8. 下列关于"三浴"锻炼的描述，正确的是(　　)。
   A. 空气浴最好从夏季开始　　B. 空腹可以进行日光浴
   C. 饭后立即组织学前儿童游泳　　D. 空气浴锻炼应先从室外开始

9. 下列关于学前儿童离园环节的安全管理，做法的错误是(　　)。
   A. 凭接送卡就可以接走学前儿童

B. 下班前应确保班级没有学前儿童

C. 离园时应再次清点学前儿童的人数

D. 教师要亲自将晚接的学前儿童交给值班人员

10. 下列有关托幼园所的睡前准备工作，正确的是（ ）。

　　A. 要求学前儿童安静上床　　　　　B. 睡眠室内播放欢快律动歌曲

　　C. 组织学前儿童玩捉迷藏游戏　　　D. 午餐后立即组织学前儿童午休

11. 下列关于保教活动的卫生要求，正确的是（ ）。

　　A. 教学活动安排在午休后　　　　　B. 唱歌的姿势以立式为主

　　C. 组织学前儿童观看惊险动画片　　D. 大班每节课安排 20~25 分钟

12. 下列关于学前儿童喝水的卫生要求，错误的是（ ）。

　　A. 剧烈运动后要喝大量的水　　　　B. 喝水的速度不能太快

　　C. 提醒并允许学前儿童随时喝水　　D. 培养学前儿童主动喝白开水的习惯

13. 下列关于托幼园所学前儿童体格锻炼制度，做法错误的是（ ）。

　　A. 对体弱儿要给予特殊照顾

　　B. 加强运动中的保护，避免运动伤害

　　C. 运动项目和运动量要适合学前儿童的年龄特点

　　D. 学前儿童每天要坚持 1 小时以上的户外活动

14. 下列关于托幼园所制定生活制度的原则，错误的是（ ）。

　　A. 学习活动安排在精力最旺盛的时间

　　B. 所有的学前儿童生活制度应同步管理

　　C. 一日生活制度应有稳定性和规律性

　　D. 不同季节的生活制度应有适当的调整

二、判断题

1. 提倡学前儿童长期坚持冷水盥洗，每天用冷水洗手洗脸，可提高学前儿童对冷刺激的抵抗力，预防感冒。（ ）

　　A. 正确　　　　　B. 错误

2. 根据学前儿童年龄特点，年龄越小，教学活动时间应越短，次数应越多。（ ）

　　A. 正确　　　　　B. 错误

3. 户外游戏活动内容丰富多彩，活动效果更加明显，能满足学前儿童的生理需求。因此，学前儿童游戏最好在户外进行。（ ）

　　A. 正确　　　　　B. 错误

4. 正确的睡眠姿势是左侧睡或平睡，不蒙头睡，不用手压着心脏、腹部、头、脸，可以用嘴呼吸。（　　）。

　　A. 正确　　　　　　B. 错误

5. 正确的洗手方法是用流动的水淋湿双手，再用洗手液搓洗手心，最后用流动的水冲洗干净。（　　）

　　A. 正确　　　　　　B. 错误

6. "三浴"是指空气浴、日光浴、水浴。（　　）

　　A. 正确　　　　　　B. 错误

7. 学前儿童的年龄越小，所需的睡眠时间越长。（　　）

　　A. 正确　　　　　　B. 错误

8. 托幼园所夏季日光浴最佳时间是上午 10：00—12：00。（　　）

　　A. 正确　　　　　　B. 错误

9. 学前儿童一日生活的安排，应保证一定的稳定性和规律性，不能调整。（　　）

　　A. 正确　　　　　　B. 错误

课后精练

一、选择题

1. 衡量托幼园所保健工作质量的重要依据是（　　）。

　　A. 生活制度　　　　　　　　　　B. 健康检查制度

　　C. 伤害预防制度　　　　　　　　D. 各项卫生保健制度

2. 根据学前儿童各器官活动及心理活动的规律，将学前儿童在托幼园所内一日生活中的主要环节在时间和程序上固定下来，以形成制度。这是（　　）。

　　A. 生活制度　　　　　　　　　　B. 健康检查制度

　　C. 健康教育制度　　　　　　　　D. 体格锻炼制度

3. 下列关于合理的生活制度的说法正确的是（　　）。

　　A. 为学前儿童提供丰富的营养食品

　　B. 将脑力劳动与体力活动交替穿插安排

　　C. 为学前儿童安排大量的休息时间

　　D. 为学前儿童多安排学习时间

4. 下列关于制定生活制度的意义，说法错误的是（　　）。

　　A. 有助于学前儿童养成良好的行为习惯

B. 固定的生活制度会限制学前儿童的创造性

C. 能促进学前儿童的生长发育

D. 有助于学前儿童的全面发展

5. 下列关于制定生活制度的意义，说法错误的是(　　)。

A. 合理的生活制度能促进学前儿童的生长发育

B. 正确执行生活制度能培养学前儿童的良好习惯

C. 生活制度是保育员做好工作的基本保证

D. 生活制度能纠正学前儿童的多动症

6. 关于制定学前儿童生活制度的依据，下列说法错误的是(　　)。

A. 依据学前儿童的年龄和体质

B. 依据学前儿童的生理活动特点

C. 依据家长的要求和教师的知识经验

D. 依据托幼园所所在的地区特点及季节变化

7. 根据学前儿童的年龄和体质安排活动，下列说法正确的是(　　)。

A. 不同年龄班的学前儿童要统一进餐时长

B. 不同年龄班有不同的午休时间

C. 年龄越小，游戏时间越少

D. 年龄增长，学习时间要相应延长

8. 下列根据学前儿童的生理活动特点安排活动，错误的是(　　)。

A. 上课时间安排在8：00—10：00

B. 游戏时间安排在10：00以后

C. 下午安排一节教学活动

D. 晚上安排一些安静的活动

9. 下列制定生活制度的方法，正确的是(　　)。

A. 同班游戏午休时间长短要灵活安排

B. 背儿歌的教学安排在上午11：00

C. 夏天下午3：00安排户外体育游戏

D. 冬天学前儿童午休时间要延长

10. 冬天，中国北方和南方的学前儿童来园和离园的时间有明显差异。这是因为制定儿童生活制度时依据了(　　)。

A. 学前儿童的年龄和体质　　　　B. 学前儿童的生理活动特点

C. 地区特点及季节变化　　　　　D. 家长的需要

11. 下列关于学前儿童进餐前的卫生要求,说法错误的是( )。
 A. 创设舒适、愉快的环境　　　　　B. 提醒学前儿童如厕、洗手
 C. 做激烈运动激发食欲　　　　　　D. 说话轻声细语,欢快热情

12. "三浴"指的是( )。
 ①日光浴　②蒸汽浴　③水浴　④空气浴
 A. ①②　　　B. ①②③　　　C. ①③④　　　D. ①②③④

13. 下列属于托幼园所游戏活动卫生要求的是( )。
 ①最好在户外进行　　②注意保持学前儿童的愉快情绪
 ③游戏活动时间适当合理　④游戏中注意安全保护
 A. ①②　　　B. ①②③　　　C. ①③④　　　D. ①②③④

14. 下列属于学前儿童体育锻炼活动途径的是( )。
 ①体格检查　②体育游戏活动　③早操　④艺术活动　⑤晨间活动　⑥户外活动
 ⑦"三浴"
 A. ①③⑤⑥⑦　　B. ②③⑤⑥⑦　　C. ①③④⑤⑥⑦　　D. ②③④⑤⑥⑦

15. 托幼园所组织学前儿童喝水,下列做法错误的是( )。
 A. 提醒并允许学前儿童随时喝水
 B. 用个人专用、定期清洗和消毒过的水杯喝水
 C. 剧烈运动后要鼓励学前儿童主动、大量喝水
 D. 学前儿童应坐在座位喝水

16. 下列托幼园所教育活动的卫生要求,做法错误的是( )。
 A. 合理安排时间　　　　　　　　B. 室内外清洁
 C. 培养学前儿童正确的姿势　　　D. 学前儿童将手背在后面听课

17. 学前儿童进行唱歌、朗诵时,下列做法正确的是( )。
 A. 教学前儿童正确发声的方法　　B. 唱歌要以坐姿为主
 C. 鼓励学前儿童唱流行歌曲　　　D. 小班学前儿童要学习打击乐

18. 学前儿童与视频打交道时,保育员正确的做法是( )。
 ①教育学前儿童不要看视频
 ②应该家园相互配合,在成人指导下进行
 ③规定学前儿童玩电子产品的时间及内容
 ④电视图像要清晰,色彩适中,避免闪烁
 ⑤要注意保护学前儿童视力
 ⑥禁止学前儿童用电子产品

⑦室内要有适当的照明

A. ①③⑤⑥⑦　　B. ②③⑤⑥⑦　　C. ②③④⑤⑦　　D. 以上都是

19. 下列各项活动中属于托幼园所和家庭联系重要环节的是（　　）。

A. 来园和离园　　　　　　　　　B. 日常体育活动

C. 教学活动　　　　　　　　　　D. 全园艺术活动

20. 下列学前儿童离园，教师做法错误的是（　　）。

①替学前儿童把玩具、桌椅等放置好

②教育学前儿童穿戴整齐

③检查活动室、厕所、卧室，确定没有学前儿童留下

④应让个别晚接的学前儿童去找值班人员

⑤若有家长来访，耐心、友好交流，要满足家长的需求

⑥班级通知可贴在本班门口

A. ①④　　　　B. ③⑥　　　　C. ②⑤　　　　D. ④⑥

二、判断题

1. 托幼园所的生活制度要将学前儿童一日生活中的主要环节在时间和形式上固定下来，形成制度。（　　）

A. 正确　　　　B. 错误

2. 生活制度是托幼园所完成学前儿童全面发展教育任务的重要保证。（　　）

A. 正确　　　　B. 错误

3. 防止学前儿童过度疲劳，要鼓励学前儿童多休息。（　　）

A. 正确　　　　B. 错误

4. 低龄的学前儿童年龄太小，制定生活制度会束缚其好玩的天性，从而影响其个性的发展。（　　）

A. 正确　　　　B. 错误

5. 保育员要在制定好的生活制度下开展学前儿童保育工作。（　　）

A. 正确　　　　B. 错误

6. 托幼园所不同的年龄班应有不同的作息制度。（　　）

A. 正确　　　　B. 错误

7. 学前儿童睡眠需要的时间都差不多。生活制度要根据学前儿童的年龄特征统一安排其睡眠的时间。（　　）

A. 正确　　　　B. 错误

8. 学前儿童年龄越小，睡眠时间越长，学习的时间越短。（　　）
   A. 正确　　　　　　B. 错误

9. 上午10：00—11：00，学前儿童神经系统兴奋性逐渐降低，托幼园所一般教学活动都安排在这个段时间。（　　）
   A. 正确　　　　　　B. 错误

10. 在制定生活制度时，学前儿童夏季入园时间可以适当提前，晚上睡眠时间也应相应推迟，午休时间可适当延长。（　　）
    A. 正确　　　　　　B. 错误

11. 托幼园所应为学前儿童供应营养丰富、易消化的食品，以流质、半流质的食物为主。（　　）
    A. 正确　　　　　　B. 错误

12. 进餐中不进行说教，就是说，教师在学前儿童进餐时必须安静，不可轻声交流或提醒。（　　）
    A. 正确　　　　　　B. 错误

13. 托幼园所中大班值日生可以帮助保育员做分发餐具、抹桌子等餐前准备工作。（　　）
    A. 正确　　　　　　B. 错误

14. 进餐后保育员要收拾碗筷，并带学前儿童散步。（　　）
    A. 正确　　　　　　B. 错误

15. 游戏的角色安排要考虑学前儿童的性格差异。（　　）
    A. 正确　　　　　　B. 错误

16. 学前儿童的日常体育活动一般以体育游戏活动为主，重点是发展学前儿童的基本动作能力。（　　）
    A. 正确　　　　　　B. 错误

17. 日光浴一年四季都可以进行，能预防手脚冻疮，增强皮肤对寒冷环境的适应能力。（　　）
    A. 正确　　　　　　B. 错误

18. 游泳刺激作用大，且学前儿童很喜欢，因此，教师要经常组织所有的学前儿童参加游泳活动。（　　）
    A. 正确　　　　　　B. 错误

19. 教师在学前儿童来园时，应做活动室的清洁及通风换气工作。（　　）
    A. 正确　　　　　　B. 错误

20. 学前儿童全部接走后,教师要收拾好活动室,然后到厕所、卧室巡视一遍,确定没有学前儿童留下时再锁门。(　　)

A. 正确　　　　　B. 错误

三、简答题

1. 简述托幼园所制定生活制度的意义。

2. 简述制定托幼园所生活制度的原则。

3. 简述学前儿童睡眠、喝水的卫生要求。

4. 简述托幼园所组织学前儿童唱歌、朗诵活动的卫生要求。

5. 简述托幼园所学前儿童使用电子产品的卫生要求。

6. 简述托幼园所游戏活动的卫生要求。

7. 简述托幼园所上课的卫生要求。

8. 简述日托学前儿童来园及离园的卫生要求。

四、论述题

1. 请说出在托幼园所中学前儿童进餐的卫生要求，并举例说明。

2. 论述托幼园所日常生活中"三浴"锻炼的卫生要求，并举例说明。

五、案例分析题

托幼园所安排新来的刘老师做大(2)班的配班老师。每次轮到刘老师中午值班，单独组织班上学前儿童午睡时，由于经验不足，刘老师总是手忙脚乱的。有时刚安排好学前儿童都躺下，有的学前儿童就喊着要上厕所；有的学前儿童上了床，还是很兴奋，翻来覆去在床上吵闹，总是不睡觉，还影响其他学前儿童。

(1)请你帮刘老师分析一下，班级午睡出现的这些情况可能是什么原因造成的？

(2)针对这些情况，你有什么好的建议？

第二节　托幼园所常见的其他卫生保健制度

课时考点分析

本节内容是托幼园所常见卫生保健制度中除了生活制度以外的其他卫生保健制度的简单介绍，且与其他章节有很多互相补充的内容。在复习时，结合相关章节的内容有助于理解本节的知识点，例如复习健康检查制度时，可以结合第二章第二节学前儿童的健康检查及生长发育评价。学业水平考试着重考健康检查制度、体格锻炼制度、卫生与消毒制度、信息收集制度四个制度。

知识梳理

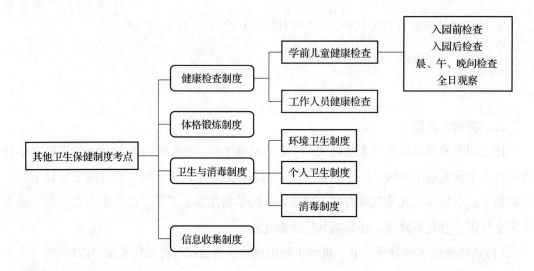

课堂练习

一、选择题

1. 托幼园所的晨检内容可概括为"一问""二模""三看""四查"。其中"四查"是指（　　）。

A. 询问家长，学前儿童有无不舒服，在家的饮食、睡眠、排便等生活情况

B. 摸学前儿童的额部，了解其体温是否正常，摸学前儿童颈部淋巴结及腮腺有无

肿大

C. 认真查看学前儿童的咽喉部是否发红,学前儿童的脸色、皮肤和精神状况等有无异常

D. 检查学前儿童是否携带不安全物品到托幼园所,一旦发现问题及时处理

2. 托幼园所全日观察的重点是( )。

A. 学前儿童生长发育的特点

B. 学前儿童在家的生活情况

C. 学前儿童食欲、精神、睡眠等状况

D. 检查学前儿童是否带危险品入托幼园所

3. 下列关于学前儿童体格锻炼说法正确的是( )。

A. 每天坚持2小时以上户外活动

B. 运动量大才能对学前儿童发育有益

C. 做好运动前准备和运动中的保护

D. 体弱儿童要加大运动量

4. 餐具消毒的方法有( )。

①煮沸 ②用消毒柜消毒 ③阳光爆晒 ④用消毒液浸泡

A. ①② B. ①③ C. ②④ D. ③④

5. 托幼园所工作记录和健康档案应( )。

①至少保存3年 ②真实、完整,文字清晰 ③包括工作人员的健康合格证 ④定期进行统计分析

A. ①②③ B. ②③④ C. ①③④ D. 以上都是

二、判断题

1. 托幼园所的工作记录应当及时归档,至少保存1年。( )

A. 正确 B. 错误

2. 对学前儿童进行全日健康观察是为了做到对疾病的早发现、早隔离、早治疗。( )

A. 正确 B. 错误

课后精练

一、选择题

1. 下列关于托幼园所的健康检查制度,说法正确的是( )。

A. 是针对学前儿童的健康检查

B. 是对学前儿童定期开展的体格检查

C. 主要检查身高、体重、视力

D. 包含托幼园所工作人员的检查和学前儿童的检查

2. 学前儿童入园检查的目的是(　　)。

①检查学前儿童是否残疾

②便于托幼园所了解学前儿童的身体发育状况

③了解学前儿童的生长发育特点

④鉴定学前儿童是否能过集体生活

⑤检查学前儿童是否遭受体罚

⑥检查学前儿童个人卫生情况

A. ②③④　　　　B. ①③⑥　　　　C. ②④⑤　　　　D. ①⑤⑥

3. 一般情况下,关于学前儿童入园后的定期健康检查,下列说法错误的是(　　)。

A. 1~3岁每半年检查一次　　　　B. 3岁要做一次总的健康评价

C. 3~6岁每半年检查一次　　　　D. 6(7)岁做一次总的健康评价

4. 学前儿童的健康检查制度包括(　　)。

A. 入园前后的健康检查　　　　B. 晨午晚间的检查

C. 全日检查　　　　D. 以上三项都是

5. 托幼园所工作人员的健康检查要(　　)。

①工作前应做全身检查,合格者入职

②工作期间每年身体检查一次

③工作期间每学期复检一次

④患传染病,需经医院证明康复方可复工

⑤患传染病期间应暂停工作

A. ①③④⑤　　　B. ②③④⑤　　　C. ①②④⑤　　　D. 以上都是

6. 下列关于学前儿童入托幼园所的健康检查,说法错误的是(　　)。

A. 检查有效期为半年

B. 离园去外地的学前儿童再入园要体检

C. 有统一规定的项目和体检医院

D. 入园报名时要将体检结果交给托幼园所

7. 下列关于托幼园所学前儿童每日入园必须晨检的目的,说法正确的是(　　)。

①疾病早发现、早治疗

②预防传染病进入托幼园所

③保护学前儿童身心健康

④消除安全隐患

⑤为了家园共育好学前儿童

　　A. ①③④⑤　　　　B. ①②④⑤　　　　C. ①②③⑤　　　　D. 以上都是

8. 下列关于托幼园所环境卫生要求，说法错误的是(　　)。

　　A. 垃圾箱要靠近活动场地　　　　B. 冬天要定期通风换气

　　C. 学前儿童桌椅高度应符合要求　　D. 室内体育游戏要先用湿拖把拖地

9. 空气浴最好从夏季开始，逐渐过渡到冬季。锻炼应先室内、后室外。这是因为体格锻炼制度要求(　　)。

　　A. 运动前要做好运动前的准备工作　　B. 体格锻炼要循序渐进

　　C. 学前儿童要加强冬季锻炼　　　　D. 每天要坚持2小时以上的户外活动

10. 下列关于托幼园所玩具的消毒方法正确的是(　　)。

　　A. 定期在阳光下暴晒　　　　B. 放入水中煮半小时

　　C. 用高浓度的消毒剂消毒　　D. 放消毒柜高温消毒

11. 下列关于托幼园所的消毒制度，说法正确的是(　　)。

　　A. 切断传染病传播途径　　　B. 切断传染病传染源

　　C. 提高体弱学前儿童的抵抗力　D. 预防缺铁性贫血

12. 下列关于学前儿童使用的餐具消毒方法，说法正确的是(　　)。

　　A. 清水洗净—晾干—待用　　　B. 清水洗净—消毒液浸泡—晾干

　　C. 清水洗净—暴晒—取用　　　D. 清洗—煮沸—保洁保管待用

13. 关于托幼园所室外卫生制度，下列说法错误的是(　　)。

　　A. 做到环境整洁，无杂草、无碎砖石

　　B. 垃圾箱加盖并设在远离活动场地处

　　C. 活动场地可适当积水，方便学前儿童玩水

　　D. 对环境要定人、定点、定期检查

14. 下列对象可以用通风换气的方式消毒的是(　　)。

　　A. 餐具　　　　B. 玩具　　　　C. 便盆　　　　D. 室内空气

15. 托幼园所的厕所和便盆每天消毒，这样做主要是为了预防学前儿童(　　)。

　　A. 流行感冒　　B. 泌尿感染　　C. 非感染性腹泻　　D. 便秘

16. 下列关于信息收集制度的说法错误的是(　　)。

　　A. 托幼园所应当建立健康档案

　　B. 工作记录应当定期归档，至少保存3年

C. 应当对卫生保健工作进行记录

D. 定期对学前儿童出勤、健康检查、膳食营养等进行统计分析

17. 下列关于托幼园所厕所的卫生保健制度，说法错误的是(　　)。

A. 地板要保持干燥　　　　　　　B. 每天要清洁通风

C. 3岁以上提倡用蹲式厕所　　　D. 便盆每周用清水刷洗干净

18. 托幼园所工作人员卫生要求应做到(　　)。

①在护理学前儿童前用消毒洗手液、流动的水洗手　②不要佩戴戒指
③不留长指甲　④饭前便后要洗手　⑤不在托幼园所抽烟

A. ①②③　　　B. ①②③⑤　　　C. ②③④⑤　　　D. ①②③④⑤

19. 托幼园所建立的健康档案中，不包括的项目是(　　)。

A. 家长体检报告单　　　　　　　B. 托幼园所工作人员健康合格证

C. 学前儿童入园健康检查表　　　D. 学前儿童健康检查表

20. 下列不属于托幼园所卫生保健记录内容的是(　　)。

A. 工作人员出勤、晨午检及全日健康检查

B. 膳食管理、卫生消毒

C. 班级预防意外伤害活动记录

D. 营养性疾病、常见病、传染病

二、判断题

1. 托幼园所的健康检查制度是指对学前儿童的定期体格检查。(　　)

A. 正确　　　B. 错误

2. 入园前健康检查的目的是鉴定学前儿童能否过集体生活。(　　)

A. 正确　　　B. 错误

3. 健康检查发现生长发育指标低于或高于正常范围的学前儿童，应注意动态观察，并分析原因，采取有效措施。(　　)

A. 正确　　　B. 错误

4. 学前儿童入园后每年要定期进行健康检查。(　　)

A. 正确　　　B. 错误

5. 学前儿童入园的健康检查只需要身体健康检查。(　　)

A. 正确　　　B. 错误

6. 一般情况下，各省市都有统一规定的学前儿童入园前检查项目，可以就近找医疗机构体检。(　　)

A. 正确　　　B. 错误

7. 学前儿童在园内的一日活动中，托幼园所的工作人员都应对其进行随时观察，必要时还要请医生检查。（　　）

A. 正确　　　　　　B. 错误

8. 在正常天气下，学前儿童要有充足的户外活动时间，每天坚持 2 小时以上的户外活动，冬季除外。（　　）

A. 正确　　　　　　B. 错误

9. 晨检的目的是对疾病的早发现、早隔离、早治疗。（　　）

A. 正确　　　　　　B. 错误

10. 托幼园所工作人员的健康检查是为了保证学前儿童的健康。（　　）

A. 正确　　　　　　B. 错误

11. 学前儿童的体格锻炼要循序渐进，运动量与运动项目要适合学前儿童的年龄特点，对个别体弱学前儿童要加强锻炼。（　　）

A. 正确　　　　　　B. 错误

12. 学前儿童上音乐课前要用湿拖把拖地。（　　）

A. 正确　　　　　　B. 错误

13. 托幼园所室外环境要进行定人、定点、定期检查。（　　）

A. 正确　　　　　　B. 错误

14. 学前儿童进入托幼园所后应使用蹲式厕所。（　　）

A. 正确　　　　　　B. 错误

15. 儿童绘本要定期在阳光下翻晒或用紫外线灯消毒。（　　）

A. 正确　　　　　　B. 错误

16. 托幼园所的工作人员不能戴戒指，也不能留长指甲。（　　）

A. 正确　　　　　　B. 错误

17. 学前儿童的日常用品专人专用，保持清洁。（　　）

A. 正确　　　　　　B. 错误

18. 水果用消毒剂消毒后，再使用清水冲洗，然后应刨皮再食用。（　　）

A. 正确　　　　　　B. 错误

19. 托幼园所的工作记录要定期归档，至少保存 3 年。（　　）

A. 正确　　　　　　B. 错误

20. 学前儿童的健康检查要定期进行统计分析，以掌握其健康及营养状况。（　　）

A. 正确　　　　　　B. 错误

三、简答题

1. 简述托幼园所的信息收集制度。

2. 简述托幼园所的学前儿童体格锻炼制度。

3. 简述托幼园所的健康检查制度。

4. 简述托幼园所的环境卫生制度。

本 章 自 测

(共 100 分)

一、选择题(每小题 1 分,共 20 分)

1. 下列关于托幼园所的生活制度,说法正确的是(　　)。
   A. 依据保育员的知识经验　　　　　　B. 要在时间和程序上固定
   C. 与学前儿童的教学活动无关　　　　D. 制定要依据家长的要求

2. 下列属于托幼园所一日生活活动环节的是(　　)。
   ①教学活动　②进餐　③盥洗和如厕　④游戏活动　⑤喝水　⑥睡眠
   A. ①②　　　　B. ①②④⑤　　　　C. ②③④⑤⑥　　　　D. ①②③④⑤⑥

3. 托幼园所每天 10:00—11:00 一般不安排教学活动。这是因为制定儿童生活制度时依据了(　　)。
   A. 学前儿童的年龄和体质　　　　　　B. 学前儿童的生理活动特点

C. 地区特点及季节变化　　　　　　D. 家长的需要

4. (　　)是学前儿童体育活动的主要形式,重点是发展学前儿童基本动作能力。

　A. 早操　　　　B. 体育课　　　　C. 三浴活动　　　　D. 体育游戏活动

5. 下列关于制定托幼园所生活制度的意义,说法错误的是(　　)。

　A. 促进家长教育能力的提升　　　　B. 促进学前儿童的全面发展

　C. 促进学前儿童形成良好的习惯　　D. 促进保育员完成保教任务

6. 下列关于托幼园所上课的时间要求,说法错误的是(　　)。

　A. 上课的内容要多安排　　　　　　B. 上课时间要逐渐延长

　C. 上课的时间要根据年龄安排　　　D. 上课的次数要根据年龄安排

7. 下列关于户外开展游戏的时间安排,说法错误的是(　　)。

　A. 冬季户外活动不少于2小时

　B. 活动时间可根据学前儿童的兴趣适当延长

　C. 睡前不可开展激烈的游戏

　D. 太阳过大时不可开展户外游戏

8. 托幼园所制定学前儿童生活制度要根据地区的特点及季节变化做适当的调节。下列说法正确的是(　　)。

　A. 南方夏天户外活动时间不可减少

　B. 夏天午休的时间可适当延长

　C. 夏天入园时间要适当延后

　D. 冬天晚上睡眠时间要适当延后

9. 下列关于日光浴的作用,说法正确的是(　　)。

　A. 预防感冒　　　　　　　　　　　B. 提高肌体适应力

　C. 预防佝偻病　　　　　　　　　　D. 提高对环境的适应力

10. 大班每天安排两节课,每节25~30分钟,到大班末期,每节课延长5分钟。这主要是依据(　　)制定的。

　A. 家长的要求　　　　　　　　　　B. 学前儿童求知欲发展特点

　C. 托幼园所所在的地区特点　　　　D. 学前儿童的生理活动特点

11. 学前儿童睡眠的卫生要求,下列说法正确的是(　　)。

　A. 睡觉前要提醒学前儿童如厕　　　B. 起床后由保育员整理床铺

　C. 年龄越小,午睡时间越短　　　　D. 睡姿不正确要叫醒学前儿童纠正

12. 下列关于学前儿童喝水的卫生要求,说法正确的是(　　)。

　A. 学前儿童可以边走边喝水　　　　B. 在规定的时间内喝水

C. 喝水的水杯专人专用　　　　　　　D. 午睡前要提醒学前儿童喝水

13. 下列关于学前儿童唱歌的卫生要求，说法错误的是(　　)。

A. 要唱儿歌　　　　　　　　　　　　B. 唱歌的环境要无尘

C. 唱歌要大声　　　　　　　　　　　D. 姿势以立式为主

14. 下列关于托幼园所的娱乐活动，说法错误的是(　　)。

A. 每学期最少有一次大型节日活动　　B. 活动形式以影视、文艺表演为主

C. 活动场所通风、照明都要良好　　　D. 影视内容要简单化、幼儿化

15. 结合了水、空气、日光三种自然因素的综合性的锻炼是(　　)。

A. 早操　　　　B. 散步　　　　C. 游泳　　　　D. 冷水盥洗

16. 下列关于卫生与消毒制度的说法错误的是(　　)。

A. 工作人员工作时可以佩戴首饰

B. 学前儿童日常生活用品专人专用

C. 门把手、水龙头要一天消毒一次

D. 学前儿童入园前要做好清洁卫生工作

17. 关于托幼园所组织学前儿童游戏的卫生要求，下列说法正确的是(　　)。

①户外游戏能使活动效果更好

②角色分配要考虑学前儿童的兴趣爱好

③为学前儿童提供安全、卫生的游戏器具

④夏天天气过热，不要安排户外游戏活动

⑤对学前儿童游戏中的各种要求要适应其身心特点

⑥要让幼儿玩得尽兴，游戏不要有时间限制

A. ①②③⑤　　　B. ①③④⑤　　　C. ②③④⑤　　　D. ①②③④⑤⑥

18. 下列关于晨间检查的说法错误的是(　　)。

A. 询问家长学前儿童在家的学习情况

B. 询问家长学前儿童在家的生活情况

C. 检查背包是否携带不安全物品到托幼园所

D. 检查学前儿童身体颈部淋巴结、腮腺是否有异常

19. 下列关于学前儿童体格锻炼制度的说法正确的是(　　)。

A. 经常开展适合学前儿童的体育活动

B. 户外体育游戏每天一定要有2小时

C. 运动量和运动项目要统一安排

D. 冬季的户外活动时间要减少

20. 关于托幼园所的信息收集制度,下列说法错误的是( )。

A. 定期对各种健康记录进行统计分析　　B. 学前儿童入园健康检查表要归档

C. 只要收集学前儿童日常的在园信息　　D. 工作记录应及时归档并至少保存 3 年

二、判断题(每小题 1 分,共 20 分)

1. 托幼园所的生活制度是否健全是衡量托幼园所卫生保健工作好坏的重要依据。( )

A. 正确　　　　　　B. 错误

2. 学前儿童年龄越小,越易形成良好的习惯。因此,要坚持每天重复执行生活制度。( )

A. 正确　　　　　　B. 错误

3. 保育员严格执行生活制度会影响学前儿童的全面发展。( )

A. 正确　　　　　　B. 错误

4. 合理的生活制度能促进学前儿童的心理健康。( )

A. 正确　　　　　　B. 错误

5. 良好的睡眠环境要安静、空气清新,光线不宜太强。( )

A. 正确　　　　　　B. 错误

6. 制定和执行生活制度,应对所有学前儿童一视同仁。( )

A. 正确　　　　　　B. 错误

7. 一日中,学前儿童学习、活动、接受教育效果最佳的时间是 9:00—11:00。( )

A. 正确　　　　　　B. 错误

8. 制定生活制度之后,保育员不仅要严格执行、明确分工、密切配合,还要坚持一贯性、一致性的原则,以保证学前儿童在园内生活的规律性。( )

A. 正确　　　　　　B. 错误

9. 学前儿童来园和离园的时间应根据家长的需要适当灵活安排。( )

A. 正确　　　　　　B. 错误

10. 一般情况下,托幼园所下午时间不安排教学活动。( )

A. 正确　　　　　　B. 错误

11. 保育员可以请小班值日生在餐前抹桌子或分发碗筷。( )

A. 正确　　　　　　B. 错误

12. 学前儿童冬天空气浴可结合舞蹈与形体训练进行,夏天可结合游泳进行。( )

A. 正确　　　　　　B. 错误

13. 托幼园所、家庭、社区要互相配合，对学前儿童实施同步教育。（   ）

   A. 正确　　　　　　B. 错误

14. 培养学前儿童不随地大小便的方法是外出时要少喝水。（   ）

   A. 正确　　　　　　B. 错误

15. 学前儿童都可以采用空气浴进行锻炼。（   ）

   A. 正确　　　　　　B. 错误

16. 不同年龄的学前儿童进餐、睡眠、活动和游戏的时间不同。（   ）

   A. 正确　　　　　　B. 错误

17. 冬季学前儿童午休时间要适当延长。（   ）

   A. 正确　　　　　　B. 错误

18. 发现学前儿童午休时间有吮吸手指、玩生殖器官的，要严格教育纠正。（   ）

   A. 正确　　　　　　B. 错误

19. 托幼园所娱乐活动的场所要空气流通，照明良好，干净无污染，并注意安全。（   ）

   A. 正确　　　　　　B. 错误

20. 上课是托幼园所有计划地向学前儿童传授粗浅知识、技能和发展智力的主要手段，保育不重要。（   ）

   A. 正确　　　　　　B. 错误

三、简答题（每小题5分，共20分）

1. 简述托幼园所中学前儿童上课的卫生要求。

2. 简述托幼园所室内环境卫生制度。

3. 简述学前儿童喝水的卫生要求。

4. 简述托幼园所的健康检查制度。

四、论述题(共20分)

请结合实际,论述托幼园所中学前儿童进餐的卫生要求。

五、案例分析题(每小题10分,共20分)

1. 大班幼儿啸鸣的爸爸妈妈对啸鸣日常运动锻炼十分支持,还经常在网络上学习如何科学育儿。啸鸣参加各种运动(除了游泳)都能得到爸爸妈妈的支持,但是他们拒绝啸鸣要学游泳的要求,幼儿园的相关游泳活动都拒绝参加。家长的理由是每天新闻上都有孩子溺水死亡,锻炼的方法有很多,没有必要为了锻炼而置孩子于危险之中。

(1)啸鸣爸爸妈妈的观点对吗?请说明理由。

(2)如果你是啸鸣的老师,要怎样开展家长教育,使啸鸣爸爸妈妈允许啸鸣参加游泳活动?

2. 实习生王老师比较平易近人,平时能跟小朋友玩成一片,小朋友都很喜欢她。有她在的时间,班级里时刻充满欢笑声、嬉闹声。刚开始,班主任李老师对王老师能与小朋友玩成一片挺欣赏。但是一段时间后,李老师发现,小朋友变得特别活泼、好动,越来越不遵守生活制度,例如午休时会吵吵闹闹,吃午饭、点心时还会边吃边玩,盥洗时打水仗,甚至上教学活动时也不遵守活动的规则等。李老师不得不找王老师一起商量,如何解决小朋友出现的问题。

(1)这个班级的小朋友出现的问题有哪些?请说明出现问题的原因。

(2)结合案例,李老师和王老师要如何从生活制度的制定和执行方面解决这些问题?

第八章

托幼园所的环境卫生

复习目标

1. 理解托幼园所环境的概念。
2. 了解托幼园所户外环境、房舍的卫生要求。
3. 掌握托幼园所玩具、书籍、文具的卫生要求。
4. 掌握托幼园所精神环境的创设要求。

重点难点

1. 托幼园所户外环境、房舍的卫生要求。
2. 托幼园所精神环境的创设要求。

考点分析

　　本章在学业水平考试中所占比重是7%，共17.5分。第一节没有列入学考范围，考点集中在第二节和第三节，分别是物质环境和精神环境。托幼园所的环境分为物质环境和精神环境。托幼园所的物质环境随着时代的不同，不仅有一般性卫生保健要求，还有与时代接轨的卫生保健要求，例如，随着空调的广泛使用，保育员要着重学会使用空调的卫生要求。精神环境的创设，要重视教师与学前儿童、教师与家长、学前儿童之间以及教师之间关系的具体要求。

　　在复习时，以理解为主，在理解的基础上记忆重难点知识，并懂得运用知识解决实际问题。

第八章 托幼园所的环境卫生

本章思维导图

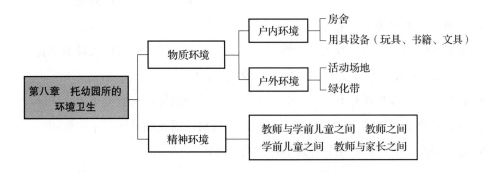

第一节 托幼园所物质环境的创设

课时考点分析

本节的考点有环境的广义和狭义概念、托幼园所户外环境的卫生要求、房舍的卫生要求,以及学前儿童玩具、书籍、文具的卫生要求。考点比较多而零散,在学习时,要将知识点的关系梳理清楚。

知识梳理

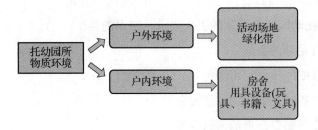

课堂练习

一、选择题

1. 托幼园所不适合翻晒消毒的物品是(　　)。

A. 餐具　　　　　B. 图书　　　　　C. 玩具　　　　　D. 被褥、床单

— 171 —

2. 托幼园所绿化带不宜种植的植物是（　　）。

   A. 玫瑰　　　　B. 菊花　　　　C. 向日葵　　　　D. 茶花

3. 下列不属于活动室卫生要求的是（　　）。

   A. 足够的空间　　B. 充足的光线　　C. 良好的通风　　D. 大量的绿化

4. 下列关于托幼园所玩具的卫生要求，说法错误的（　　）。

   A. 添置气球、口哨类玩具　　　　B. 玩具表面无锐利的尖角

   C. 添置以塑料材料为主的玩具　　D. 极易传播疾病的玩具不宜使用

5. 托幼园所里不适合使用紫外线消毒的物品是（　　）。

   A. 图书　　　　B. 便盆　　　　C. 水果　　　　D. 餐具

6. 托幼园所适合种植的植物是（　　）。

   A. 玫瑰　　　　B. 蒲公英　　　　C. 玉兰花　　　　D. 仙人掌

7. 下列关于托幼园所的通风措施，说法正确的是（　　）。

   A. 冬季不需要开窗通风

   B. 根据季节气候变化调整通风制度

   C. 主要采用空调、风扇等设备进行通风

   D. 使用空调时，应整天紧闭门窗并注意保湿

8. 下列关于托幼园所常用的消毒方法，正确的是（　　）。

   A. 水果用高温消毒　　　　B. 图书用漂白粉消毒

   C. 餐具每天暴晒消毒一次　　D. 玩具要定期暴晒消毒

9. 托幼园所户外环境卫生要求的前提是（　　）。

   A. 安全、美化　　　　B. 卫生、美化

   C. 安全、卫生　　　　D. 绿化、美化

10. 下列关于托幼园所活动室的卫生要求，错误的是（　　）。

    A. 活动室应有足够的空间

    B. 天花板、墙壁的颜色宜用深色

    C. 使用取暖设备时，要特别注意安全

    D. 应按不同季节制定合理的通风制度

11. 下列关于托幼园所的环境卫生制度，说法正确的是（　　）。

    A. 冬季要紧闭门窗防寒保暖

    B. 垃圾箱要设在活动场地附近

    C. 3岁以上的学前儿童提倡用蹲式厕所

    D. 种植玫瑰来绿化、美化环境

第八章　托幼园所的环境卫生

二、判断题

1. 影响自然采光的最主要因素是窗户的面积和墙壁的颜色。(　　)

　　A. 正确　　　　　　B. 错误

2. 狭义的托幼园所环境是指托幼园所教育赖以进行的一切条件的总和。(　　)

　　A. 正确　　　　　　B. 错误

3. 托幼园所不宜种植多刺、有臭味、有毒汁和毒果及飞絮多、病虫害多的树种。(　　)

　　A. 正确　　　　　　B. 错误

4. 托幼园所的通风主要以自然通风为主,一年四季每天都应通风2小时。(　　)

　　A. 正确　　　　　　B. 错误

5. 对托幼园所户内环境的要求是在安全、卫生的前提下,充分绿化、美化和自然化。(　　)

　　A. 正确　　　　　　B. 错误

6. 狭义的托幼园所环境是指在托幼园所中,对学前儿童身心发展产生影响的物质环境。(　　)

　　A. 正确　　　　　　B. 错误

7. 活动室的通风制度一年四季都要一致。(　　)

　　A. 正确　　　　　　B. 错误

8. 托幼园所活动室要充分利用太阳光线进行自然采光,并配备一定的人工照明设备。(　　)

　　A. 正确　　　　　　B. 错误

9. 托幼园所使用空调时,要开一个通风小窗进行换气,并注意保湿。(　　)

　　A. 正确　　　　　　B. 错误

10. 托幼园所户外环境只要做到绿化、美化和自然化就可以。(　　)

　　A. 正确　　　　　　B. 错误

11. 托幼园所天花板、墙壁的颜色对室内照明有一定的影响。(　　)

　　A. 正确　　　　　　B. 错误

课后精练

一、选择题

1. 下列关于环境的说法正确的是(　　)。

　　A. 指的是物质环境　　　　　　B. 环境是学前儿童教育的显性因素

C. 环境与学前儿童身心发展无关　　　D. 托幼园所的场地、设备属于物质环境

2. 下列属于托幼园所的狭义环境的是(　　)。

A. 社区重阳节慰问老人活动　　　　B. 端午节社区包粽子活动

C. 托幼园所六一节游园活动　　　　D. 暑假家长带学前儿童游学

3. 下列属于托幼园所活动室卫生要求的是(　　)。

①通道可以放玩具　　②自然采光为主　　③自然通风为主

④要注意室内的湿度　⑤不要安装空调　　⑥天花板、墙壁宜用浅色

A. ①②④⑤　　B. ②③④⑥　　C. ②③⑤⑥　　D. ①④⑤⑥

4. 创设托幼园所物质环境要做到(　　)。

A. 托幼园所的建筑物要注意排除各种不安全因素

B. 既要考虑经济，还要符合儿童化、美观的要求

C. 活动材料既要美观大方，又要高端上档次

D. 学前儿童使用的书籍、玩具不可使用二手货

5. 下列关于托幼园所户外环境的卫生要求，说法正确的是(　　)。

A. 要有教育和保育功能　　　　　　B. 户外活动场地不可公用

C. 户外环境要优先考虑绿化、美化　　D. 大量种植柳树等美化环境的植物

6. 下列活动属于托幼园所"隐性课程"的是(　　)。

A. 听老师讲故事　　　　　　　　　B. 学前儿童学习数数

C. 学前儿童学唱儿歌　　　　　　　D. 师幼创设班级环境

7. 托幼园所教育赖以进行的一切条件的总和，指的是(　　)。

A. 托幼园所物质环境　　　　　　　B. 托幼园所精神环境

C. 广义的托幼园所环境　　　　　　D. 狭义的托幼园所环境

8. 下列关于托幼园所活动室的卫生要求，说法错误的是(　　)。

A. 空间越大越好　　B. 要防寒保暖　　C. 光线要充足　　D. 通风要良好

9. 下列关于托幼园所的通风措施，正确的是(　　)。

A. 人工通风是主要的通风形式　　　B. 每个学期通风制度确定后不要改变

C. 禁止使用空调，以防止空调综合征　D. 使用空调要注意换气和保湿

10. 托幼园所适合种植的植物是(　　)。

A. 玫瑰　　　B. 菊花　　　C. 水仙花　　　D. 仙人掌

11. 不宜在托幼园所种植的植物是(　　)。

①多刺的植物　②有臭味的植物　③有毒汁、毒果的植物　④飞絮多的植物　⑤易长害虫的植物

A. ①③④　　　　B. ①②③　　　　C. ②③④⑤　　　D. ①②③④⑤

12. 托幼园所的房舍、场地属于托幼园所的(　　)。

A. 物质环境　　B. 精神环境　　C. 户内环境　　D. 户外环境

13. 关于托幼园所绿化带的卫生要求，下列说法错误的是(　　)。

A. 应有充分的绿化面积　　　　　　B. 建筑物周围应栽花卉、树木

C. 应突出"安全、卫生"的特色　　　D. 窗外种植的树木不能挡光线

14. 帮学前儿童选择读本，不能选(　　)的读本。

A. 大本、厚重

B. 耐用，不易破损

C. 文字、插图大而清晰

D. 纸张与文字之间的色调有明显对比

15. 关于学前儿童玩具的卫生要求，下列说法错误的是(　　)。

A. 材料要便于洗涤和消毒

B. 玩具涂料应选择色彩鲜艳的

C. 玩具表面必须无锐利的角

D. 玩具的大小、质量要适合学前儿童的体力

16. 下列关于托幼园所卧室的卫生要求，说法错误的是(　　)。

A. 地板要有利于保温、打扫

B. 小床的宽度与学前儿童肩宽一致

C. 小床要略长于学前儿童身长

D. 床头及两行床铺之间应保持一定的距离

17. 下列关于盥洗室和厕所的卫生要求，说法错误的是(　　)。

A. 必须通风良好　　　　　　　　B. 一般设在活动室入口处

C. 盥洗用具要避免相互接触　　　D. 盥洗台最好设在盥洗室中央

18. 下列书籍的卫生要求，说法错误的是(　　)。

A. 纸张平坦、粗糙、不反光　　　　B. 重量适于学前儿童使用

C. 读物文字、插图、符号大而清晰　D. 过脏过破的图书不继续使用

19. 以下玩具不适合托幼园所购置给学前儿童使用的是(　　)。

A. 塑料插片　　B. 毛绒玩具　　C. 积木　　　　D. 七巧板

20. 以下对托幼园所户外环境的要求，正确的是(　　)。

A. 公共活动场地可以各班轮流使用

B. 为使地面整洁、卫生，场地边缘要水泥化

C. 托幼园所多种些仙人掌、月季等好养的植物

D. 托幼园所如果场地不足，可以不用考虑绿化面积

二、判断题

1. 园外的家庭、社会、生活、娱乐等环境属于狭义的托幼园所环境。（　　）

   A. 正确　　　　　　B. 错误

2. 托幼园所物质环境具有保育和教育的功能。（　　）

   A. 正确　　　　　　B. 错误

3. 托幼园所户外环境的突出特色是经济、实用。（　　）

   A. 正确　　　　　　B. 错误

4. 托幼园所中，学前儿童使用的房舍都应该围绕活动室安排。（　　）

   A. 正确　　　　　　B. 错误

5. 影响活动室自然采光的最主要因素是窗户的面积。（　　）

   A. 正确　　　　　　B. 错误

6. 过大的空间会导致学前儿童较多的攻击性行为，活动的参与性与社会交往性降低。（　　）

   A. 正确　　　　　　B. 错误

7. 户内环境应尽可能采用自然采光，以自然通风为主。（　　）

   A. 正确　　　　　　B. 错误

8. 拥挤的空间会导致学前儿童较多的攻击性行为，所以学前儿童活动室越大越好。（　　）

   A. 正确　　　　　　B. 错误

9. 托幼园所不应一味追求形式上的美观，使环境只具有观赏性，缺乏保育性。（　　）

   A. 正确　　　　　　B. 错误

10. 托幼园所户外活动场地周围应设绿化带。（　　）

    A. 正确　　　　　　B. 错误

11. 托幼园所环境按其性质可分为物质环境和精神环境。托幼园所要着重创设物质环境。（　　）

    A. 正确　　　　　　B. 错误

12. 狭义的托幼园所环境是指在托幼园所中，对学前儿童身心发展产生影响的物质与精神要素的总和。（　　）

    A. 正确　　　　　　B. 错误

13. 卧室的用具不仅要便于保育员巡视和护理，还要便于培养学前儿童良好的习惯。（　　）

    A. 正确　　　　　　B. 错误

14. 毛皮制的玩具不宜在托幼园所使用。（　　）

　　A. 正确　　　　　B. 错误

15. 学前儿童读物的纸张如果是白色的，文字的颜色就要用淡色，如淡绿色。（　　）

　　A. 正确　　　　　B. 错误

16. 托幼园所要保证适当的空间密度，可以将区角安排在通道，以增加学前儿童游戏空间。（　　）

　　A. 正确　　　　　B. 错误

17. 托幼园所小班的盥洗室要准备便盆。（　　）

　　A. 正确　　　　　B. 错误

18. 我国北方的托幼园所活动室要有取暖设施。取暖时，设备应远离学前儿童。（　　）

　　A. 正确　　　　　B. 错误

19. 托幼园所用具设备总的卫生要求是舒适美观、便于清洗、布局合理。（　　）

　　A. 正确　　　　　B. 错误

20. 托幼园所的户外环境应建立在安全、卫生的前提下。（　　）

　　A. 正确　　　　　B. 错误

三、简答题

1. 简述玩具的卫生要求。

2. 简述书籍的卫生要求。

3. 简述文具的卫生要求。

第二节 托幼园所精神环境的创设

课时考点分析

本节考点是创设托幼园所精神环境的能力。考点要求较高，学生需要具体、详细地掌握创设精神环境的措施。在学习中，学生应先理解托幼园所精神环境的各大要素，再在理解的基础上掌握知识，并要懂得学以致用。

知识梳理

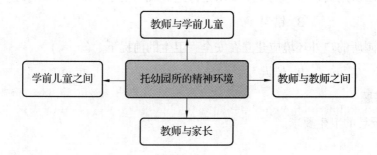

课堂练习

一、选择题

树立现代儿童观和教育观，教师应以（　　）的态度来对待学前儿童。

A. 放纵　　　　B. 压制　　　　C. 命令　　　　D. 民主

二、判断题

1. 教师与学前儿童交谈时，最好保持较近的距离和视线的接触。（　　）

A. 正确　　　　B. 错误

2. 教师与教师之间人际交往对学前儿童的社会性培养无关。（　　）

A. 正确　　　　B. 错误

3. 托幼园所良好的物质环境和精神环境创设都离不开家长的支持。（　　）

A. 正确　　　　B. 错误

4. 教师以民主的态度对待学前儿童,在学前儿童面前不能树立权威感。(　　)

A. 正确　　　　B. 错误

课后精练

一、选择题

1. 学前教育从本质上讲就是一种(　　)。

A. 环境的创造　　B. 家庭的教育　　C. 生活的管理　　D. 玩具的提供

2. 引起学前儿童心理出现问题最主要的原因是学前儿童与(　　)的关系紧张。

A. 教师　　　　B. 同伴　　　　C. 父母　　　　D. 其他成人

3. 下列哪类师幼关系能使学前儿童获得最佳的发展?(　　)

①师幼相互尊重　　②教师宠爱幼儿　　③幼儿对教师敬而不亲

④师幼之间相互平等　　⑤师幼之间相互信任

A. ①②③　　　　B. ②④⑤　　　　C. ②③④　　　　D. ①④⑤

4. 创设符合学前儿童发展和教育要求的精神环境的依据是(　　)。

A. 学前儿童的年龄特征　　　　B. 学前儿童的身体发育情况

C. 托幼园所的物质环境　　　　D. 保育员的儿童观和教育观

5. 教育的灵魂、教师对学前儿童进行教育的基础是(　　)。

A. 教师热爱教育事业　　　　B. 教师公平对待学前儿童

C. 教师热爱学前儿童　　　　D. 教师了解学前儿童

6. 教师热爱学前儿童要(　　)。

①有原则　　②公正　　③有理智　　④有分寸

A. ②③　　　　B. ②③④　　　　C. ①②③　　　　D. ①②③④

7. 教师建立班集体时,下列说法错误的是(　　)。

A. 应坚持正面教育和集体教育的原则

B. 要坚持以权威的命令约束学前儿童行为

C. 以身作则,教师间要有良好的人际交往

D. 鼓励学前儿童平时要多相互关心、帮助

8. 教师与学前儿童交往中,下列做法错误的是(　　)。

A. 尽量采用多种适宜的身体语言动作

B. 学前儿童犯错采用处罚的形式开展教育

C. 交谈时应保持较近的距离和视线的接触

D. 希望学前儿童停止当前行为，可用表情来表示

9. 下列建立良好的教师与家长交往关系的说法正确的是(　　)。

A. 家长忙，不要经常交流

B. 教师与家长的关系不会影响师幼关系

C. 教师要教育、指导家长学习好的家庭教育方法

D. 教师要经常与家长交流，相互学习，取长补短

10. 下列关于师幼关系的说法，错误的是(　　)。

A. 教师以民主的态度对待学前儿童

B. 教师与教师间的人际关系与学前儿童的成长无关

C. 一视同仁地对待每一个学前儿童

D. 学前儿童的社会性行为发展与教师密切相关

二、判断题

1. 托幼园所精神环境比物质环境重要，所以应该加强精神环境的创设。(　　)

　　A. 正确　　　　　　B. 错误

2. 科学的儿童观是建立在教育观的基础之上的。(　　)

　　A. 正确　　　　　　B. 错误

3. 教师应该以自由而不放纵，指导而不支配的民主态度来对待学前儿童。(　　)

　　A. 正确　　　　　　B. 错误

4. 学前儿童同伴之间的情感交流会使学前儿童产生安全感。(　　)

　　A. 正确　　　　　　B. 错误

5. "是否能够经常满足学前儿童的各种需要"是评估托幼园所精神环境的依据之一。(　　)

　　A. 正确　　　　　　B. 错误

6. 在教师与学前儿童的交往中，教师要尽量多用语言与学前儿童交流，以促进学前儿童语言表达能力。(　　)

　　A. 正确　　　　　　B. 错误

7. 教师对学前儿童的爱是有原则的、公正的、有理智的和有分寸的。(　　)

　　A. 正确　　　　　　B. 错误

8. 学前儿童的想法和建议比较幼稚，教师不必花时间让其表达。(　　)

　　A. 正确　　　　　　B. 错误

9. 托幼园所的精神环境创设不包含托幼园所的日常规则和一般行为准则。(　　)

　　A. 正确　　　　　　B. 错误

10. 儿童观是对儿童总的认识,即各种对儿童观点的总和。( )

A. 正确 B. 错误

三、简答题

1. 简述教师应如何树立体现现代教育思想的儿童观和教育观。

2. 简述托幼园所培养学前儿童群体、建立良好的学前儿童与学前儿童交往关系的措施。

四、论述题

结合实际,请具体谈谈托幼园所精神环境的创设要求。

本章自测

(共100分)

一、选择题(每小题1分,共20分)

1. 托幼园所的用具设备属于( )。
   A. 狭义的托幼园所精神环境　　B. 广义的托幼园所物质环境
   C. 狭义的托幼园所物质环境　　D. 广义的托幼园所精神环境

2. 下列关于托幼园所户外环境的说法错误的是( )。
   A. 以安全、卫生为前提　　B. 以绿化、美化为突出特色
   C. 兼顾教育与保育功能　　D. 户外环境指的是自然生态环境

3. 活动室的卫生要求包括( )。
   ①足够的空间　②大量的玩具　③充足的光线　④良好的通风
   ⑤大量的绿化
   A. ①③④　　B. ①④⑤　　C. ②③④　　D. ①③⑤

4. 下列植物，托幼园所可以种植的是( )。

A. 月季花　　　B. 茶花　　　C. 三角梅　　　D. 柳树

5. 托幼园所为学前儿童选购玩具时尽量选择( )。

A. 塑料玩具　　B. 绒布玩具　　C. 皮革玩具　　D. 毛绒玩具

6. 托幼园所为学前儿童选购玩具应首先考虑( )。

A. 玩具要符合学前儿童的年龄特征　　B. 玩具具有教育功能

C. 玩具的材料便于消毒和洗涤　　D. 玩具的大小及质量符合学前儿童

7. 学前儿童教育得以实施的必要物质基础是( )。

A. 高教育水平的保育员　　B. 学前儿童喜欢的玩具

C. 合乎卫生要求的用具设备　　D. 良好的学前儿童之间的关系

8. 为学前儿童选择绘本，必须要考虑的是( )。

A. 纸面要光滑、平坦可反光　　B. 插图要大，文字比较小

C. 书籍要厚重　　D. 黑色的字要配白色的纸张

9. 下列关于活动时的采光，说法错误的是( )。

A. 天花板、墙壁的颜色要用深咖啡色

B. 活动室窗户要向南，且面积要足够大

C. 阴雨天要采用人工照明来辅助活动室采光

D. 以自然采光为主，人工照明为辅

10. 下列关于托幼园所绿化带的说法正确的是( )。

A. 美化、自然化就可以了，不用考虑教育性

B. 种植榕树等大树冠的植物于活动室窗外

C. 绿化带要首选学前儿童喜欢的植物

D. 建筑物、道路、活动场地周围要有绿化

11. 影响活动室采光的最主要因素是( )。

A. 窗户的面积　　B. 灯的数量　　C. 灯光的功率　　D. 天花板的颜色

12. 托幼园所的卧室卫生要求是( )。

①面积人均3~4平方米　　②最好要铺设地板

③床头及两张床铺之间保持一定距离　　④确保每个学前儿童都有一张小床

⑤床不应太高　　⑥可用双层床

A. ③④⑤⑥　　B. ①②⑤⑥　　C. ①③④⑤　　D. ①②③④⑤

13. 下列关于托幼园所盥洗室和厕所的卫生要求，说法错误的是( )。

A. 每条毛巾之间要有一定的距离

B. 盥洗室要位于厕所边,远离活动室

C. 厕所要通风良好,要备便盆

D. 盥洗室要有流动盥洗设备

14. 下列关于托幼园所的精神环境创设,说法正确的是(　　)。

A. 物质环境比精神环境重要

B. 学前教育本质上就是一种精神环境的创设

C. 要树立现代的儿童观和教育观

D. 热爱学前儿童就是禁止学前儿童犯错

15. 教师对学前儿童的热爱,下列说法错误的是(　　)。

A. 是有原则的、公正的、有理智和分寸的爱

B. 要设身处地地体验学前儿童的所作所为

C. 要耐心细致地观察、了解学前儿童的内心世界

D. 用压制、禁止、命令等方法纠正学前儿童的不良行为

16. 教师初建班集体,下列做法错误的是(　　)。

A. 坚持正面教育和集体教育原则　　B. 贯穿于日常教育活动的每个环节中

C. 规定每个学前儿童都要参加活动　　D. 及时肯定、表扬学前儿童的积极性

17. 下列行为属于教师的民主态度的是(　　)。

A. 对犯错的学前儿童罚站

B. 用权威的命令要求学前儿童

C. 允许学前儿童表达自己的想法和建议

D. 学前儿童闹矛盾要及时压制纠正

18. 下列关于教师引导学前儿童学会相互交流思想感情的措施,错误的是(　　)。

A. 了解他人的兴趣、情感状态

B. 禁止学前儿童出现争吵打架行为

C. 要学会观察他人的喜怒哀乐

D. 平时鼓励幼儿多说说对某件事情的感受

19. 大龄学前儿童的精神环境有(　　)。

①与扶养人的情感交流　②与保育员的情感交流　③伙伴之间的情感交流　④安全无害的玩具

A. ①②③　　　　B. ②③④　　　　C. ①②④　　　　D. ①②③④

20. 下列属于托幼园所精神环境的是(　　)。

①教师与学前儿童的关系　②学前儿童之间关系的　③教师之间的关系　④教师与家

长的关系　⑤托幼园所的风气　⑥托幼园所的日常规则

A. ①②③④　　　B. ①②③④⑤　　　C. ①②④⑤⑥　　　D. ①②③④⑤⑥

二、判断题(每小题1分,共20分)

1. 环境对开发学前儿童智力、促进学前儿童个性方面有重要的作用。因此,环境是托幼园所的显性课程。(　　)

    A. 正确　　　　　B. 错误

2. 狭义的托幼园所环境指的是在托幼园所中对学前儿童身心发展产生影响的物质与精神要素的总和。(　　)

    A. 正确　　　　　B. 错误

3. 托幼园所的环境创设指的是教育设施及活动设施的创设。(　　)

    A. 正确　　　　　B. 错误

4. 托幼园所内活动室的门要多用玻璃门,这样既有利于采光又美观。(　　)

    A. 正确　　　　　B. 错误

5. 拥挤的空间会导致学前儿童攻击性行为,因此,学前儿童的活动室和户外活动场地要越大越好。(　　)

    A. 正确　　　　　B. 错误

6. 托幼园所的活动室尽可能采用自然通风,以人工通风为补充。(　　)

    A. 正确　　　　　B. 错误

7. 学前儿童用的书籍尽量采用二手的,不仅可以节省教育成本,还可以保护环境。(　　)

    A. 正确　　　　　B. 错误

8. 利用取暖器取暖时,要注意防止学前儿童被烧烫伤。(　　)

    A. 正确　　　　　B. 错误

9. 使用空调时,可开一通风小窗进行换气,并注意保湿。(　　)

    A. 正确　　　　　B. 错误

10. 学前儿童不能玩口吹类玩具。(　　)

    A. 正确　　　　　B. 错误

11. 教师与学前儿童的交流要尽量采用多种适宜的身体语言。(　　)

    A. 正确　　　　　B. 错误

12. 教师与教师之间的交往对学前儿童无影响。(　　)

    A. 正确　　　　　B. 错误

13. 学前儿童用笔的笔杆上所涂的颜色不应易脱落、易溶于水。(　　)

    A. 正确　　　　　B. 错误

14. 教师建立班集体时，应命令学前儿童积极参加集体活动。（　　）

　　A. 正确　　　　　B. 错误

15. 教师与教师之间的交往对学前儿童的社会性发展没有影响。（　　）

　　A. 正确　　　　　B. 错误

16. 学前教育从本质上讲就是一种环境的创设。（　　）

　　A. 正确　　　　　B. 错误

17. 教师对学前儿童的爱应该是有原则的、公正的、有理智的和有分寸的。（　　）

　　A. 正确　　　　　B. 错误

18. 良好的学前儿童之间的关系是教育的灵魂。（　　）

　　A. 正确　　　　　B. 错误

19. 创设托幼园所环境既要重视物质环境的创设，也要重视精神环境的创设。（　　）

　　A. 正确　　　　　B. 错误

20. 以民主的教养态度和方式对待学前儿童会导致学前儿童放纵。（　　）

　　A. 正确　　　　　B. 错误

三、简答题（每小题5分，共20分）

1. 简述玩具的卫生要求。

2. 简述书籍的卫生要求。

3. 简述文具的卫生要求。

4. 简述托幼园所环境的概念。

四、论述题(共 20 分)

请论述托幼园所精神环境的创设要求，并结合实际说明。

五、案例分析题(共 20 分)

托幼园所实习王老师对精神环境的创设认识不足，认为学前儿童什么都不懂，需要严格教育，因此经常采用禁止、呵斥的方式约束学前儿童的行为。时间一长，小朋友都怕王老师，一见到她就安静下来，不敢表达自己的需要，做事情也要悄悄观察王老师的脸色。学前儿童缺乏自信，不敢表达自己的需要、好恶等。王老师还偏爱漂亮、聪明、听话的小明，厌恶调皮好动的晓东，会给小明拥抱等亲密行为，她还有意无意地当着全班学前儿童的面说晓东是个麻烦精。

(1)请判断王老师的行为是否合理并说明理由。
(2)请谈谈教师应如何建立良好的师幼关系。

14. D　15. D　16. D　17. A　18. A　19. C　20. D

二、判断题

1. A　2. B　3. A　4. B　5. B　6. A　7. B　8. A　9. A　10. B　11. A　12. B　13. B

14. B　15. B　16. A　17. B　18. B　19. B　20. A　21. B　22. A　23. B　24. B　25. A

三、简答题

简述学前儿童生长发育的一般规律。

(1)生长发育是由量变到质变的过程。

(2)生长发育是有阶段性和程序性的连续过程。

(3)生长发育的速度是波浪式的，身体各部分的生长速度也是不均衡的。

(4)身体各系统的生长发育不均衡，但统一协调。

(5)生理的发育和心理的发展密切相关。

(6)生长发育具有个体差异性。

第三章　学前儿童的营养与膳食卫生

第一节　学前儿童的营养卫生

课堂练习

一、选择题

1. D　2. B　3. A　4. B　5. D　6. C　7. A　8. D　9. B　10. D　11. C　12. D　13. D

14. A　15. C　16. B　17. D

二、判断题

1. B　2. A　3. B　4. A　5. B　6. B　7. A　8. A　9. B　10. A　11. B　12. A　13. A

14. A

三、简答题

简述营养素对人体的作用。

(1)修补旧组织，增生新组织。

(2)供给能量。

(3)调节生理活动。

课后精练

一、选择题

1. A　2. B　3. C　4. C　5. B　6. A　7. B　8. B　9. A　10. C　11. A　12. D　13. C

14. A 15. C 16. B 17. C 18. D 19. B 20. A

二、判断题

1. A 2. A 3. B 4. A 5. B 6. B 7. B 8. B 9. A 10. A 11. B 12. A 13. A
14. B 15. B 16. B 17. A 18. A 19. A 20. B

三、简答题

1. 简述学前儿童所需能量主要用在几个方面。

(1)基础代谢。人体在空腹、静卧、清醒及18~25℃的环境下，用以维持基本生命活动时机体的能量需要量，包括维持体温、肌肉张力、循环、呼吸、肠蠕动、腺体活动等。婴幼儿时期基础代谢的能量需要量占总能量的60%。学前儿童基础代谢的能量需要比成人高20%。

(2)食物的特殊动力作用。也可称为食物的代谢反应，是指消化和吸收食物时所需的能量。三种主要营养素的特殊动力作用各不相同，以蛋白质的特殊动力作用为最大。

(3)活动所需。肌肉活动的能量消耗是机体能量消耗的主要部分，与活动量大小、活动时间及动作的熟练程度有关。学前儿童随着动作的发育，活动量不断增加，活动所需能量也逐渐增加。

(4)生长发育所需。这是学前儿童所特有的需要。所需能量与生长的速度成正比，生长越快，能量需要越多。1岁内婴儿生长最快，所需能量占总能量的25%~30%。

(5)排泄的消耗。摄入的食物不能完全被吸收，部分未经消化、吸收的食物随排泄物被排出体外，需要消耗能量。

2. 简述营养与学前儿童生长发育的关系。

(1)保持平衡、良好的营养状态是学前儿童最重要的保健措施。

学前儿童正处于生长发育的旺盛时期，必须摄入足够的营养物质和能量，才能满足身体发育、修补组织、维持体内各种生理活动的需要。

(2)营养不良。

营养不均衡可产生营养不良，营养不良是指任何一种营养失衡的状态，包括营养缺乏、营养过剩。它不仅影响学前儿童生长发育，而且将影响学前儿童长大成人后的体质和健康状态。

学前儿童若长期喂养不当、饮食习惯不良以及患病等，均可能引起营养不良症。

(3)营养不良对学前儿童生长发育有以下两个方面的影响。

①营养不良影响学前儿童身体发育。

若营养缺乏，会使学前儿童发育迟缓，生长低下，精神不振，反应迟钝，对学前儿童身心造成极大的危害，严重的会引起各种疾病，甚至导致死亡。

若营养过剩，则会导致学前儿童体重超标、患龋齿率上升、出现性早熟，对心理发展也具有消极影响。如超量食用动物性蛋白质和脂肪，长期饮食热量超标，会引发肥胖，严重的会导致成年时患高血压、糖尿病、冠心病等疾病。

②营养不良影响学前儿童智力和行为。

在学前儿童生长发育过程中,若营养缺乏,会造成大脑发育不良并导致智力障碍。严重营养不良可以造成学前儿童永久性智力障碍。

营养不良对学前儿童行为的影响与智力障碍有关,患儿表现为注意力不集中,运动神经不发达,运动能力差,感觉器官也不能协调,从而导致学前儿童学习能力和行为能力较差。

因此,合理的营养能促进学前儿童正常发育和身体健康。保持平衡和良好的营养状况是学前儿童最重要的保健措施。

3. 简述蛋白质的互补作用。

将几种营养价值较低的植物蛋白质混合食用,使其所含氨基酸种类、含量得以相互补充,从而提高混合食物的营养价值。由此可见,学前儿童的饮食应丰富多样,这样可以提高学前儿童所摄取蛋白质的营养价值。

第二节 学前儿童膳食的配制及饮食卫生

课堂练习

一、选择题

1. C 2. A 3. B 4. D 5. A 6. B 7. C

二、判断题

1. B 2. B 3. A 4. A 5. B 6. A 7. B

三、简答题

如何培养学前儿童良好的饮食习惯？

幼儿园要注意培养学前儿童良好的饮食习惯,良好的饮食习惯有助于学前儿童的膳食平衡,有利于学前儿童消化、吸收和预防疾病,也有利于学前儿童良好道德品质与文明行为的形成。

学前儿童受成人不良饮食习惯影响,或缺乏训练、娇惯放纵,都易形成不良的饮食习惯,包括偏食、挑食、快食、好吃零食、咸食、烫食,节日暴饮暴食,饭前便后不洗手,喝生水,吃不洁净食物,餐具碗筷混用等。

培养学前儿童良好的饮食卫生习惯要做好以下几点:

(1)不能让幼儿暴饮暴食,要少吃多餐,必须养成定时定量进餐的习惯。

(2)为幼儿做的饭菜要新鲜、无污染,营养要丰富且易于消化。

(3)要注意饮食的清洁卫生,饭前便后洗手,平时还要注意做好幼儿的食品、餐具物品、玩具的消毒,防止病从口入。

(4)应培养幼儿细嚼慢咽,不吃汤泡饭,少吃零食及不挑食的好习惯。

(5)饭后擦嘴、漱口,吃完零食及时漱口,不要边吃边说笑,更不要边玩耍边吃零食。

课后精练

一、选择题

1. B 2. C 3. B 4. C 5. A 6. C 7. A 8. D 9. D 10. C 11. C 12. C 13. B 14. A 15. C 16. D 17. C 18. A 19. D 20. C

二、判断题

1. A 2. B 3. A 4. B 5. A 6. A 7. B 8. B 9. B 10. B 11. B 12. A 13. A 14. B 15. B 16. A 17. A 18. B 19. B 20. B

三、简答题

1. 学前儿童膳食有哪些特点?

(1)膳食营养的丰富性和均衡性。

学前儿童正处于生长发育期,新陈代谢旺盛,需要供给充足的营养,才能满足机体的需要。营养的缺乏和过剩均会影响学前儿童的生长发育,甚至会引起疾病。因此,学前儿童的膳食营养要求丰富、多样化,各类营养成分互补均衡。

(2)学前儿童因地域、环境的不同,对膳食的喜好不同。

不同地区饮食习惯不同,学前儿童对膳食的喜好也不同,如北方学前儿童更爱面食,南方学前儿童则更喜爱米饭,因中部地区的人们喜爱辣味食物,所以此处生长的学前儿童多数也能吃辣,且较为偏爱口味重的食物。不同家庭环境的学前儿童,膳食特点也不一样,如有的家庭偏爱吃荤菜,有的则偏爱吃五谷杂粮,那么学前儿童一般也表现出类似的膳食喜好。所以,为学前儿童提供平衡膳食时,还需适当考虑地域环境对学前儿童膳食的影响。

(3)各年龄段学前儿童的膳食心理特点不同。

1岁以内婴儿以奶类为主。

1~3岁学前儿童喜欢温热的食物,不喜油腻、过硬、过咸的食物。

3岁学前儿童喜欢味道鲜美、色彩分明、形状规则,熟、软、温和的食品,不爱吃某些海产品。

4~6岁的学前儿童随年龄增长越来越喜欢吃形式多样、色香味形均佳的饭菜。

当学前儿童拒食某些食物时,不能为强调营养而硬塞硬喂,否则会引起或加强学前儿童反感,甚至终生厌恶该食物。

(4)膳食次数较多。

1岁以内的婴儿膳食次数从10~12次/天逐渐向7~8次/天过渡。

1~3岁学前儿童5~6次/天。

3~6岁学前儿童4~5次/天。

其中包括正常的三餐和两餐之间的点心或水果。

2. 简述合理营养的概念及内容。

(1)合理营养的概念：合理营养是指通过合理的膳食和科学的烹调加工，向机体提供足够数量的热能和各种营养素，并保持营养素之间的数量平衡，以满足人体的正常生理需求，保持人体健康。

(2)学前儿童合理营养的内容：①含有机体所需的一切营养素和热量，且比例适当；②食物易消化，并能促进食欲；③不含对机体有害的物质；④按时、有规律地定量摄入食物。

3. 如何创设健康的膳食环境？

(1)学前儿童膳食环境的好坏直接影响学前儿童的膳食质量和健康状况，幼儿园应根据学前儿童合理营养的需要和膳食特点创设健康的膳食环境。

(2)学前儿童健康的膳食环境包括物质(生理)环境和精神(心理)环境。

(3)健康的膳食物质环境是：室内光线充足、空气流通、温度适宜，环境布置幽雅整洁；学前儿童的餐桌和食具清洁美观，大小合适。

(4)健康的膳食精神环境是：创设和谐的就餐气氛，不强迫学前儿童进食，但可穿插一些知识教育、情感交流、行为习惯的训练，对个别挑食的学前儿童进行疏通引导，还可播放轻松优美的音乐，以增进学前儿童食欲，保持愉快的进餐情绪。

四、论述题

试述配制学前儿童膳食的原则。

(1)满足学前儿童营养需要，达到营养均衡。

①主副食搭配合理，品种多样。午点丰富；配合三餐配置，多吃时令蔬菜和水果；蔬菜量和粮食的进食量相等，其中有色蔬菜占摄入蔬菜总量的二分之一为佳。

②每日食物中所含的蛋白质、脂肪、糖类三大营养素之间比例恰当，分别占总热量的12%~15%、25%~30%、55%~60%。

③动物性和植物性食品要平衡。动物性蛋白质及豆类蛋白质不少于每日所需蛋白质总量的50%。

(2)能促进学前儿童食欲，适合学前儿童消化。

①膳食调配上应注意品种多样化，色香味俱佳，能增进学前儿童食欲。

②选择的食物品种、数量和烹调方法要适应学前儿童消化和吸收，注意讲究卫生。

(3)根据季节变化，调整膳食。

结合季节变化的实际情况，科学合理地制定营养全面且比例适当的膳食，如冬季适当增加脂肪量，夏季多选用清淡的食品等。

此外，还应做到一日多餐、定时定量，并注意科学合理地选择零食。

本章自测

一、选择题

1. D 2. D 3. A 4. B 5. A 6. B 7. D 8. C 9. A 10. A 11. D 12. D 13. B

14. C　15. D　16. C　17. D　18. A　19. A　20. A

二、判断题

1. B　2. A　3. B　4. A　5. A　6. A　7. B　8. B　9. A　10. B　11. B　12. A　13. B
14. A　15. A　16. B　17. A　18. A　19. B　20. A

三、简答题

1. 简述营养不良对学前儿童生长发育的影响。

营养不良对学前儿童生长发育有以下两个方面的影响。

(1)营养不良影响学前儿童身体发育。

①若营养缺乏，则会使学前儿童发育迟缓，生长低下，精神不振，反应迟钝，对学前儿童身心造成极大的危害，严重的会引起各种疾病，甚至导致死亡。

②若营养过剩，则会导致幼儿体重超标、患龋齿率上升、出现性早熟，对心理发展也有消极影响。如超量食用动物性蛋白质和脂肪，长期饮食热量超标，会引发肥胖，严重的会导致成年时患高血压、糖尿病、冠心病等疾病。

(2)营养不良影响学前儿童的智力和行为。

①在学前儿童生长发育过程中，若营养缺乏，则会造成大脑发育不良并导致智力障碍，严重营养不良可以造成学前儿童永久性智力障碍。

②营养不良对学前儿童行为的影响与智力障碍有关，患儿表现为注意力不集中，运动神经不发达，运动能力差，感觉器官也不协调，从而导致学前儿童学习能力和行为较差。

因此，合理的营养能促进学前儿童正常发育和身体健康。保持平衡和良好的营养状况是学前儿童最重要的保健措施。

2. 简述学前儿童膳食的特点。

(1)膳食营养的丰富性和均衡性。

学前儿童正处于生长发育期，新陈代谢旺盛，需要供给充足的营养，才能满足机体的需要。营养的缺乏和过剩均会影响学前儿童的生长发育，甚至会引起疾病。因此，学前儿童的膳食营养要求丰富、多样化，各类营养成分互补均衡。

(2)学前儿童因地域、环境的不同，对膳食的喜好也不同。

不同地区饮食习惯不同，学前儿童对膳食的喜好也不同，如北方学前儿童更爱面食，南方学前儿童则更喜爱米饭，因中部地区的人们喜爱辣味食物，所以此处的学前儿童多数也能吃辣，且较为偏爱口味重的食物。不同家庭环境的学前儿童，膳食特点也不一样，如有的家庭偏爱吃荤菜，有的则偏爱吃五谷杂粮，那么学前儿童一般也表现类似的膳食喜好。所以，为学前儿童提供平衡膳食时，还需适当考虑地域环境对学前儿童膳食的影响。

(3)各年龄段学前儿童的膳食心理特点不同。

1岁以内婴儿以奶类为主。

1~3岁学前儿童喜欢温热的食物，不喜油腻、过硬、过咸的食物。

3岁学前儿童喜欢味道鲜美、色彩分明、形状规则，熟、软、温和的食品，不爱吃某些海产品。

4~6岁学前儿童随年龄增长越来越喜欢吃形式多样、色香味形均佳的饭菜。

当学前儿童拒食某些食物时,不能为强调营养而硬塞硬喂,否则会引起或加重学前儿童反感,甚至终生厌恶该食物。

(5)膳食次数较多。

1岁以内婴儿膳食次数从10~12次/天逐渐向7~8次/天过渡。

1~3岁学前儿童5~6次/天。

3~6岁学前儿童4~5次/天。

其中包括正常的三餐和两餐之间的点心或水果。

3. 简述学前儿童健康膳食环境的创设要求。

(1)学前儿童膳食环境的好坏直接影响学前儿童的膳食质量和健康状况,幼儿园应根据学前儿童合理营养的需要和膳食特点创设健康的膳食环境。

(2)学前儿童健康的膳食环境包括物质(生理)环境和精神(心理)环境。

①健康的膳食物质环境:室内光线充足、空气流通、温度适宜,环境布置幽雅整洁;学前儿童的餐桌和食具清洁美观,大小合适。

②健康的膳食精神环境:创设和谐的就餐气氛,不强迫学前儿童进食,但可穿插一些知识教育、情感交流、行为习惯的训练,对个别挑食的学前儿童进行疏通引导,还可播放轻松优美的音乐,以增进学前儿童食欲,保持愉快的进餐情绪。

4. 简述蛋白质的生理功能。

(1)构成组织。蛋白质是构成人体细胞和组织的主要成分,约占体重的20%。

(2)调节生理功能。人体内的酶和许多激素都是由蛋白质构成的。

(3)增强抵抗力。人体内的抗体就是蛋白质。

(4)提供热能。蛋白质是人体三大产热营养素之一。

(5)参与人体内物质的运输、调节体液酸碱度、传递遗传信息等。

四、论述题

结合实际生活,说说如何培养学前儿童良好的饮食习惯。

幼儿园要注意培养学前儿童良好的饮食习惯。良好的饮食习惯有助于学前儿童的膳食平衡,有利于学前儿童消化、吸收和预防疾病,也有利于学前儿童良好道德品质与文明行为的形成。

学前儿童受成人不良饮食习惯影响,或缺乏训练、娇惯放纵,都易形成不良的饮食习惯,包括偏食、挑食、快食、好吃零食、咸食、烫食,节日暴饮暴食,饭前便后不洗手,喝生水,吃不洁净食物,餐具碗筷混用等。

培养学前儿童良好的饮食卫生习惯要做好以下几点:

(1)不能让幼儿暴饮暴食,要少吃多餐,必须养成定时定量进餐的习惯。

(2)为幼儿做的饭菜要新鲜、无污染,营养要丰富且易于消化。

(3) 要注意饮食的清洁卫生，饭前便后洗手，平时还要注意做好幼儿的食品、餐具物品、玩具的消毒，防止病从口入。

(4) 应培养幼儿细嚼慢咽，不吃汤泡饭，少吃零食及不挑食的好习惯。

(5) 饭后擦嘴、漱口，吃完零食及时漱口，不要边吃边说笑，更不要边玩耍边吃零食。

五、案例分析题

1. 请结合案例谈谈如何预防学前儿童食物中毒。

学前儿童身体发育尚不成熟，免疫力差，解毒能力弱，一旦误食了带有病菌或有毒的食物，很容易发生食物中毒。发生食物中毒后，病情较成人严重，甚至可能造成死亡。

预防食物中毒的措施有以下 4 点。

① 幼儿园应特别注意饮食卫生。

② 要严格管理制度、消毒制度。

③ 培养学前儿童养成良好的饮食习惯和个人卫生习惯。

④ 若发现可疑的食物中毒者，应立即送医院诊治。

2. 请你分析：

(1) 食谱中所选食物搭配和烹饪方法是否符合要求？为什么？

(2) 请帮忙改进食谱。

① 食物配制原则如下。

a. 满足学前儿童营养需要，达到营养均衡。

a) 主副食搭配合理，品种多样；

b) 每日食物所含蛋白质、脂肪、糖类三种营养素比例恰当；

c) 动植物食品平衡；

d) 动物蛋白及豆类蛋白不少于每日所需蛋白总量的 50%。

b. 能促进学前儿童食欲，适合学前儿童消化。

学前儿童膳食调配上要注意色诱人、香气浓、味可口、花样多，增进他们的食欲。选择的食物品种、数量和烹调方法，要适应他们胃肠道的消化和吸收功能，并注意讲究卫生。

c. 根据季节变化，调整膳食。

结合季节变换的实际情况，科学合理地制定全面且比例适当的营养供给量的膳食，如冬季适当增加脂肪量，春末夏初要补充充分的维生素 D 和钙，夏季多选用清淡爽口的食品，秋季要及时补足热量和各种维生素。

② 烹调方法要适合学前儿童的消化能力。

膳食烹调是膳食调配的重要内容，学前儿童膳食的烹调既要杀灭细菌又要保持食物的色、香、味、形，适合他们的消化能力和膳食心理特点。烹调的食物要多样化、艺术化，能增进学前儿童食欲，肉、菜、粮谷等均应细软，忌食油炸、油腻、块大、质硬或刺激性大的食物。3 岁以上学前儿童膳食的烹调应多样化，但要避免过多的刺激性调味品。要强调烹调出蔬菜和肉类的本色,如烧肉呈红色,糖醋排骨呈酱红色,不宜用人工色素。通过科学烹调,除去食品的腥味和生味,使食品各具其香。任何菜肴都应讲究刀法,整齐的线条和变换的图案能给学前儿童新鲜感,增进食欲。

③根据上述要求,调整膳食食谱。(略)

第四章 学前儿童常见疾病及预防

第一节 学前儿童常见传染病及预防

课堂练习

一、选择题

1. A 2. A 3. A 4. C 5. D 6. C 7. B

二、判断题

1. A 2. A 3. B 4. A

课后精练

一、选择题

1. D 2. D 3. B 4. D 5. C 6. D 7. C 8. B 9. B 10. D 11. B 12. D 13. D 14. D 15. A 16. D 17. B 18. A 19. B 20. C

二、判断题

1. B 2. A 3. B 4. A 5. A 6. A 7. B 8. A 9. B 10. B 11. A 12. B 13. A 14. B 15. A 16. A 17. B 18. B 19. B 20. A

三、简答题

1. 如何预防及护理流行性感冒?

(1)护理。

①高热时应卧床休息。

②学前儿童居室要有阳光,空气新鲜。

③睡眠充足;多喝开水;饮食应有营养,易消化。

④对高热学前儿童应适当降温,可采用药物降温或物理降温。

(2)预防。

①应增强机体的抵抗力,平时加强体育锻炼,让学前儿童多晒太阳,多参加户外活动。

②衣着要适宜,天气骤变时,应及时给学前儿童增减衣服。

③冬春季不去或少去拥挤的公共场所，避免感染。

④居室要定期消毒，要保持学前儿童活动室、卧室的空气新鲜。

⑤对患儿进行隔离。

2. 简述水痘患儿的护理措施及预防。

(1)护理。

①发热时应卧床休息。

②室内保持空气新鲜，吃容易消化的食物，多喝水。

③注意皮肤、指甲清洁。疱疹上涂龙胆紫可尽快结痂。

④勤剪指甲，避免抓破皮肤，引起感染。勤换内衣、床单。

⑤患儿须隔离到全部皮疹结痂为止。

(2)预防。

①室内保持空气新鲜，保持良好的个人卫生习惯。

②隔离患儿至全部皮疹结痂为止，约2周。

③没出过水痘的学前儿童要避免与患儿接触。

④与患儿接触者检疫21天。

3. 如何预防学前儿童急性出血性结膜炎？

(1)教育学前儿童养成良好的卫生习惯，不用手揉眼睛，不用患者的手帕和毛巾，不共用脸盆。

(2)如果单眼患病，叮嘱患儿不要用手、毛巾擦了患眼再擦健康眼，以免感染。

(3)用流动水洗脸，尤其是夏季游泳后和外出回来后。

(4)家长、教师为患儿滴眼药前后均须认真用肥皂洗手。

4. 简述手足口病的症状。

(1)潜伏期3~7天，无明显前驱症状，多数患儿突然发病，也可出现轻微的发热、全身不适、咽痛、咳嗽等症状。

(2)患儿口腔内、手心、足心、臀部等部位出现小米粒或绿豆大小、周围发红的灰白色小疱疹或红色丘疹。疹子"四不像"：不像蚊虫叮咬，不像药物疹，不像口唇牙龈疱疹，不像水痘。

(3)口腔内的疱疹破溃后即出现溃疡疼痛，患儿流涎拒食。

(4)临床上不痒、不痛、不结痂、不结疤。患儿尿黄。

四、论述题

请联系实际，谈谈传染病的特征及预防。

(一)特征

1. 有病原体。

(1)是否有病原体，是传染病和非传染病的根本区别。

(2)病原体是指周围环境中能使人感染疾病的微生物，如病毒、细菌、寄生虫等。

(3)病原体的共同特性：微小的、有生命的活体；可以在适合的条件下（人或动物体内）生长、繁殖；能直接破坏人体的组织、细胞或产生对人体有害的代谢产物。

(4)每种传染病都各有其特异的病原体。

2. 传染性和流行性。

(1)传染病都有传染性。传染病的病原体会通过一定的途径，由患者、其他动物或带有病原体的物体传染给健康的人。

(2)传染病还具有流行性。传染病的病原体可以在一定条件下广泛传播，使某一时期、某一地区同时出现较多的患者。

3. 病程发展具有一定的规律性。

传染病的发展过程具有从一个阶段进展到另一个阶段的规律性，一般分四个时期。

(1)潜伏期。不同传染病潜伏期有长有短，但多数较恒定。

(2)前驱期。此时已具有传染性。有的发病急骤，可不出现前驱期。

(3)发病期。该时期又分为上升期、高峰期、缓解期。病症由轻而重，逐渐出现某种传染病特有的症状。

(4)恢复期。恢复期仍需加强护理，直到痊愈。

4. 免疫性。

传染病痊愈后，人体对该传染病具有了抵抗能力，产生不感受性。有些传染病愈后可获终身免疫，有的则免疫时间很短。

(二)预防

消灭和控制传染病，必须坚决贯彻"预防为主"的方针。消灭和控制传染病，必须针对传染病流行的三个环节，采取预防措施。

1. 控制传染源。

(1)早发现患者及病原体携带者，可有效控制传染病的传播。

(2)不少传染病在发病以前已具传染性，特别是发病初期的传染性最强。

(3)对患者必须做到"三早"——早发现、早隔离、早治疗，以防止传染源蔓延。

(4)幼儿园应完善并坚持执行健康检查制度，如新生入园前体检、工作人员进园前体检，体检合格者才接收，凡传染病患者、病原体携带者及接触者暂不接收。

(5)做好对学前儿童晨间检查和全日健康观察工作。

(6)若发现或怀疑传染病患者，应按规定及时报告卫生防疫部门。

(7)设立隔离室，及时隔离患者、接触者及疑似传染病患者。

2. 切断传播途径。

(1)切实搞好疫源地的消毒、隔离管理。

(2)在发生烈性传染病时可以考虑封锁疫区。

(3)做好具体的消毒，如环境消毒、呕吐物、排泄物消毒、通风换气、紫外线消毒等措施。

（4）要教育学前儿童养成良好的卫生习惯。

3. 提高易感人群的抵抗力。

（1）增强机体的抵抗力：教育学前儿童养成良好的卫生习惯和规律的作息时间；多接触阳光和新鲜空气；参加户外活动和适宜的体育锻炼；提供合理的营养等。

（2）避免感染：传染病期间应保护易感者不接触传染源。

（3）根据实际情况，做好预防接种工作。

五、案例分析题

（1）明明患了什么病？依据是什么？

（2）如果你是教师应该怎么办？

手足口病。（参考手足口病的症状阐述）

护理。

①消毒隔离。患儿一般需隔离2周，用过的物品要彻底消毒。房间要定期开窗通风或进行消毒，保持空气新鲜、流通，温度适宜。

②饮食营养。患儿宜卧床休息1周，多喝温开水，宜吃清淡、温性、可口、易消化、软的流质或半流质食物，禁食冰冷、辛辣、咸等刺激性食物。

③口腔护理。要保持患儿口腔清洁，饭前饭后用生理盐水漱口。还可将维生素B粉剂直接涂于口腔溃疡的部位，或涂鱼肝油，也可口服维生素B、维生素C，辅以超声雾化吸入，促使溃疡早日愈合，预防细菌继发感染。

④皮疹护理。保持患儿皮疹部位、衣服、被褥清洁。衣着要舒适、柔软，常更换。要防止患儿抓破皮疹。

预防。

①最主要的是教育学前儿童养成良好的卫生习惯，做到饭前便后洗手、不喝生水、不吃生冷食物。

②勤晒衣被，多通风。

③不到人群聚集、空气流通性差的公共场所。

④托幼机构和家长发现可疑患儿，要及时就诊，并及时向卫生和教育部门报告，及时采取控制措施。

⑤轻度患儿不必住院，可在家中先治疗和休息，避免交叉感染。

⑥托幼机构要注意物品消毒，加强晨检和日检。

第二节　学前儿童常见非传染性疾病及预防

课堂练习

一、选择题

1. A　2. C　3. B　4. C　5. A　6. A

二、判断题

1. A　2. A　3. B　4. B　5. B

课后精练

一、选择题

1. B　2. D　3. B　4. D　5. B　6. D　7. C　8. A　9. C　10. D　11. C　12. D　13. B
14. A　15. D　16. A　17. C　18. B　19. D　20. D

二、判断题

1. B　2. A　3. B　4. B　5. A　6. B　7. A　8. B　9. B　10. A　11. A　12. B　13. A
14. A　15. B　16. A　17. B　18. B　19. A

三、简答题

1. 简述小儿肺炎的护理措施。

(1)保持室内空气新鲜，温湿度合适。

(2)卧床休息，减少活动，穿衣盖被适宜。

(3)注意体温，保持呼吸道畅通，多饮水。

(4)饮食有营养，清淡、易消化，避开易致痰食物，保证充足的维生素。

(5)要密切观察患儿的病情，防止病情加重引发并发症。

2. 简述小儿腹泻的护理及预防。

护理。

(1)注意每次便后用温水给患儿清洗臀部。

(2)不要让腹泻的学前儿童挨饿，应少食多餐。烹调宜软、碎、烂。

(3)已有脱水症状的患儿，均应立即送医院治疗。

预防。

(1)注意饮食和环境卫生，防止感染。

(2)平时加强锻炼和户外活动，以增强体质。

(3)饮食要定时、定量，添加辅食时应循序渐进，避免学前儿童腹部着凉。

(4)发现有腹泻患儿，应进行隔离治疗，并做好消毒工作。

3. 如何预防龋齿？

(1)培养学前儿童良好的口腔卫生习惯，养成早晚刷牙、饭后漱口的习惯。要教会学前儿童刷牙的正确方法，从2岁开始即应养成早晚刷牙的习惯。

(2)使用含有一定量氟化物的牙膏，或使用其他防龋药物。

(3)减少或控制饮食中的糖，纠正学前儿童睡前吃糖果、点心或喝其他甜饮料的习惯。

(4)多吃粗糙、硬质和含纤维质的食物。

(5)定期检查牙齿，应每半年检查一次。发现龋齿，应及时进行适当处理。

4. 简述痱子的护理及预防。

护理。

(1)室内通风，尽量降低室温，保持凉爽干燥，有利于痱子消退。

(2)勤洗澡，用温水，不用带刺激性的肥皂，洗后立即擦干，擦痱子水、痱子粉或爽身粉等。

(3)勤换内衣，穿宽松、单薄、吸汗、布料易干的衣服。

(4)脓痱子的患儿，除注意保持皮肤清洁外，还应进行有效的抗感染治疗。

(5)若出现皮肤感染并伴有发热，要及时送医院就诊。

预防。

(1)保持室内通风，采取防暑降温措施。

(2)保持皮肤清洁，衣着宜宽松，及时为学前儿童擦去汗液。

(3)勤洗澡，夏季至少每天两次，洗后用痱子粉擦皮肤，勤换衣服。

(4)不在烈日下活动。

(5)饮食不要过饱，少吃高糖和高脂肪的食物，多喝清凉的饮料，如绿豆汤等。

四、论述题

请联系实际，说说如何预防学前儿童肥胖。

体内脂肪积聚过多，体重超过相应身高标准体重的20%，即为肥胖。超过标准体重20%～30%者为轻度肥胖；超过30%～50%者为中度肥胖；超过50%者为重度肥胖。

1. 学前儿童肥胖的危害。

(1)为成年后形成高血压、心脏病、糖尿病等埋下隐患。

(2)影响消化系统和内分泌系统的功能。

(3)增加心血管疾病和癌症发生的危险性。

(4)引起关节软组织损伤、生殖能力下降以及心理障碍等。

因此要做到早治疗，提前预防。

2. 病因。

(1)过食、缺乏适当的体育锻炼往往是肥胖的主要诱因。

(2)遗传因素，如双亲肥胖，子女易成肥胖体型。

(3)有的学前儿童也可因物质代谢与内分泌疾患导致肥胖。

(4)精神因素、药物性因素都有可能引起肥胖。

3. 症状。

肥胖患儿除体重超常外，还表现出食欲特佳，食量大，特别是喜食淀粉类和脂肪类食物。过食、少动与肥胖成为恶性循环。

肥胖患儿行动笨拙，体型不美观，会带来种种心理问题，如常被人取笑，因而很少交朋友，产生孤独感。由于肢体不灵活，不愿意参加集体游戏，产生自卑感，但智力与性的发育一般正常。

4. 护理(治疗)。

(1)改变饮食习惯,控制高糖、高脂食物,多吃含纤维素多、较清淡的食物。

(2)每日少食多餐,不吃零食和西式快餐,尤其是高热量的甜食。

(3)逐渐减少肥胖儿的进食量,使之恢复正常体重。

(4)让肥胖儿多做有氧运动,以促进体内脂肪消耗,以跳绳、慢跑等不剧烈的活动为宜。每次运动应坚持15分钟~1小时。

5. 预防。

(1)主要从饮食入手:科学喂养,谷物辅食不宜过早,牛奶加糖不要过多,少饮糖水或含糖多的饮料,少食油脂类食品,每日需进食一定量的粗粮、蔬菜和水果。

(2)每天应保证适当的活动。

(3)定期测体重,若发现超重,及时采取措施。

本章自测

一、选择题

1. D　2. A　3. D　4. A　5. D　6. A　7. D　8. B　9. A　10. D　11. C　12. A　13. C　14. B　15. B　16. A　17. B　18. A　19. D　20. C

二、判断题

1. B　2. A　3. B　4. A　5. A　6. A　7. B　8. A　9. B　10. A　11. B　12. A　13. B　14. B　15. B　16. B　17. B　18. B　19. B　20. A

三、简答题

1. 简述斜视的预防措施。

(1)斜视的预防和早期发现非常重要,应从婴幼儿期开始。

(2)经常给婴幼儿变换睡眠的体位。

(3)悬挂在婴儿床上的彩色玩具不能挂得太近,最好在40厘米以上,且在多个方向悬挂。

(4)光线投射的方向也宜经常改变,避免婴幼儿的眼球长时间注意一个点而发生斜视。

(5)可以多训练婴幼儿对周围事物的好奇心,从而增加眼球的转动,增强眼肌和神经的协调能力,避免产生斜视。

2. 如何预防弱视?

(1)弱视治疗的关键在于早期发现。学前儿童入园后,每学期应检查一次视力,对视力不正常、验光配镜也得不到矫正者,应进一步送医院检查。

(2)对有斜视或视觉障碍表现的,如经常用歪头、偏脸的姿势视物的学前儿童,应加强对其的观察,及时通知家长,早带学前儿童去医院做进一步诊断。

3. 哪些因素容易诱发中耳炎?

(1)学前儿童的咽鼓管比成人的相对平坦和短粗,接近水平位置,若鼻咽部感染后,病菌极易由此进入鼓室，引发中耳炎。

(2)学前儿童擤鼻涕方法不正确也可导致中耳炎。鼻涕中含有大量的病毒和细菌，如果两侧鼻孔都捏住用力擤，则迫使鼻涕到达咽鼓管引发中耳炎。

(3)学前儿童游泳时，不干净的水通过鼻咽部进入中耳也可引发中耳炎。

(4)学前儿童若吸入二手烟，不仅会引起中耳炎，同时会加重中耳炎的病情，情况严重的会造成永久性耳聋。

(5)长时间用耳机听摇滚类的大分贝音乐，也容易引起慢性中耳炎。

4. 如何预防佝偻病？

(1)多让学前儿童在户外活动，多晒太阳。

(2)按时加食蛋黄，适当补充维生素 D 和钙。

(3)积极预防呼吸道感染、胃肠道疾病以及肝胆疾病。

(4)正确喂养，以促进机体对维生素 D 和钙、磷的吸收与利用。

(5)定期进行健康检查。

四、论述题

请联系实际，说说如何看待学前儿童龋齿问题。

世界卫生组织已将龋齿列为仅次于癌症和心血管疾病的第三大非传染性疾病。龋齿俗称"虫牙"，是牙齿硬组织逐渐被破坏的一种慢性细菌性疾病，幼儿会因牙痛而影响食欲、咀嚼，进而影响消化、吸收和生长发育。

1. 病因。

(1)孕妇和学前儿童缺乏营养，特别是缺乏维生素 D 和钙。

(2)不注意口腔卫生，如临睡前吃东西或口含食物睡觉等。

(3)牙齿排列不齐，使牙齿不易刷净，食物残渣和细菌存留，都可使牙齿发生病变，形成深浅不一的龋洞。

2. 症状。

根据龋洞的深浅和龋洞距牙髓的远近可将其分为五度。

Ⅰ度龋：无自我感觉。

Ⅱ度龋：对冷、热、酸、甜刺激有过敏反应。

Ⅲ度龋：反应更为明显。

Ⅳ度龋：即牙本质深层龋，并伴有牙髓发炎，这时可出现剧烈疼痛和肿胀等症状。

Ⅴ度龋：为残根。

3. 护理。

(1)开始有症状就要更注意口腔卫生，用药物牙膏刷牙。

(2)症状明显一定要到口腔专科医院治疗、填补或镶嵌。

(3)饮食上注意减少对龋齿的刺激。

4. 预防。

(1)培养学前儿童良好的口腔卫生习惯，养成早晚刷牙、饭后漱口的习惯。要教会学前儿童刷牙的正确方法，从2岁开始即应养成早晚刷牙的习惯。

(2)使用含有一定量氟化物的牙膏，或使用其他防龋药物。

(3)减少或控制饮食中的糖，纠正幼儿睡前吃糖果、点心或喝其他甜饮料的习惯。

(4)多吃粗糙、硬质和含纤维质的食物。

(5)定期检查牙齿，应每半年检查一次。发现龋齿，应及时进行适当处理。

五、案例分析题

1. 请分析：豆豆小朋友可能出现了什么问题？该如何处理？

缺铁性贫血。

护理。

(1)注意观察学前儿童皮肤、指甲、趾甲、舌、口腔、食管及精神方面的异常症状和体征变化，并给予对症处理。

(2)饮食上要均衡摄入含铁和维生素C丰富的食物，如动物肝脏、瘦肉、蛋黄、海带、黑芝麻等，以及各种新鲜蔬菜和水果。

(3)遵从医嘱补充铁剂。

预防。

(1)提倡母乳喂养，及时添加含铁丰富的辅食，如蛋黄、肉末、肝泥等。

(2)注意维生素C的补充，以提高机体对食物中铁的吸收及促进血红蛋白的合成。

(3)及时治疗胃肠道慢性出血等各种疾病。

(4)纠正学前儿童挑食、偏食的习惯。

(5)定期健康检查，早发现，早治疗。

2. 问题：(1)请依据东东出现的症状，指出李老师还应采取哪些护理措施。

(2)请结合案例试说明该园应采取哪些预防措施。

流行性感冒。

护理。

①高热时应卧床休息。

②学前儿童居室要有阳光，空气新鲜。

③睡眠充足；多喝开水；饮食应有营养，易消化。

④对高热学前儿童应适当降温，可采用药物降温或物理降温。

预防。

①应增强机体的抵抗力，平时加强体育锻炼，让学前儿童多晒太阳，多参加户外活动。

②衣着要适宜，天气骤变时，应及时给学前儿童增减衣服。

③冬春季不去或少去拥挤的公共场所，避免感染。

④居室要定期消毒，要保持学前儿童活动室、卧室的空气新鲜。

⑤对患儿进行隔离。

第五章　学前儿童意外事故的预防及急救

第一节　意外事故预防和安全教育

课堂练习

一、选择题

1. D　2. C　3. D　4. C　5. A　6. B　7. D

二、判断题

1. A　2. A　3. A　4. A　5. A　6. B

三、简答题

简述托幼园所常规的安全措施。

(1)环境设施要安全；

(2)要妥善保管药品、有毒物品；

(3)要建立安全检查制度；

(4)加强一日生活环节中的安全管理。

课后精练

一、选择题

1. C　2. B　3. C　4. D　5. B　6. D　7. A　8. B　9. A　10. C　11. A

二、判断题

1. B　2. B　3. A　4. B　5. B　6. B　7. A　8. A　9. B　10. B

三、简答题

学前儿童意外事故发生的原因有哪些？

(1)学前儿童运动功能不完善；

(2)学前儿童对危险因素缺乏认知；

(3)学前儿童好奇、活泼、好动、易冲动；

(4)托幼园所管理不善，保教人员缺乏责任感。

四、论述题

论述托幼园所常规的安全措施有哪些，并举例说明。

1. 环境设施要安全。托幼园所要消除其房屋、场地、家具、玩具、生活用品等其中可能存在的事故隐患。

2. 要妥善保管药品、有毒物品。托幼园所要建立严格的药品管理制度，保证学前儿童用药安全，防止学前儿童吃错药；有毒物品必须妥善保管(平时应上锁，使用有记录，用完统一处理)。

3. 要建立安全检查制度。

(1)托幼园所要设专人定期、不定期检查园内各个方面，防患于未然。

(2)托幼园所要加强门卫管理，注意随时关好大门，防止学前儿童出走。

(3)托幼园所要建立健全严格的家长接送制度。

(4)托幼园所组织外出活动、交接班，均要清点人数。

(5)保教人员要有高度的警惕性。

4. 加强一日生活环节中的安全管理。为确保安全，托幼园所应加强学前儿童一日生活环节的安全管理，若发现异常，应及时处理，杜绝安全事故。同时，教师应有效保护学前儿童，及时处理学前儿童常见事故，危险情况时优先救护学前儿童。

(1)来园：接待学前儿童和家长；检查学前儿童所带物品；询问家长学前儿童情况；观察活动室内其他正活动的学前儿童；学前儿童点名及记录。

(2)盥洗：保证每个学前儿童在教师视线内；检查盥洗室地面；注意学前儿童人数，分组分批，避免拥挤；观察学前儿童大便情况，若发现异常应及时处理。

(3)户外活动：活动前提醒学前儿童整理服装，特别注意系好扣子和鞋带；学前儿童上下楼的组织。

(4)学习活动：操作材料安全无毒；结合实际多形式安全教育；教师跟随照看个别情况的学前儿童，协助处理；外出活动，先实地考察确认无安全隐患。

(5)游戏：常检查和注意游戏材料的安全；提醒学前儿童遵守规则；所有学前儿童均应在教师视线内，若发现异常，应及时处理。

(6)午餐与午睡：应提醒学前儿童餐前、餐后不剧烈运动，进餐时细嚼慢咽且不说笑，注意小骨头和鱼刺；应保证午睡环境安全且适宜，注意学前儿童手口中有无异物、女孩是否有发饰，巡查学前儿童睡眠情况(面部表情和睡姿)，观察学前儿童起床情况，学前儿童离开午睡室时应清点人数，若发现异常，应及时处理。

(7)离园：清点人数；亲自与家长交接；处理好代接学前儿童的情况；下班前关好门窗及电源。

第二节　常用的急救技术

课堂练习

一、选择题

1. B　2. C　3. D　4. C　5. D　6. A　7. C　8. B　9. A　10. D　11. B　12. B　13. C

二、判断题

1. A 2. A 3. B 4. B 5. B 6. B 7. A 8. A 9. A

课后精练

一、选择题

1. D 2. A 3. B 4. D 5. A 6. A 7. D 8. D 9. A 10. C 11. A 12. B 13. A

二、判断题

1. B 2. A 3. B 4. B 5. A 6. A 7. B 8. B 9. A 10. B 11. B 12. A

三、论述题

1. 简述学前儿童溺水的急救方法及预防措施。

(1)急救。

①积极抢救,使学前儿童脱水上岸。

②保持呼吸道通畅。检查学前儿童口鼻,若有异物及时清除,并松开衣领、腰带。

③倒水。急速使学前儿童俯卧,用衣服垫于腹下,或救护者右腿跪下,把学前儿童的腹部放在左膝上,然后用手压迫背部使其倒水。

④进行人工心肺复苏急救,同时通知医院前来抢救。

(2)预防。

①教学前儿童游泳和游泳的规则,让学前儿童知晓自然水域游泳的安全知识。

②告诉学前儿童不在无成人看管情况下独自游泳。不要跳水和潜水,学会用脚试探水的深浅。不在水里进食,以免噎呛。

③冬季避免在冰上步行、滑冰或在薄冰上骑车,以免落入冰窟窿。

④学前儿童在水周围时,教师要时刻严密监护。

2. 简述学前儿童误服毒物的处理方法及预防措施。

学前儿童因缺乏生活经验,常将药片当作糖丸吞服。随着活动范围的增大,接触毒物机会的会增多,除有毒植物、药物中毒外,农药中毒和化学品中毒也时有发生。

(1)处理。

催吐是排除胃内毒物的简便而有效的方法。让学前儿童喝大量清水,用羽毛、手指等刺激学前儿童的咽部,引起呕吐。反复2~3次,以达到排除胃内毒物的目的。

(2)预防。

①培养学前儿童良好的饮食习惯和卫生习惯。

②妥善保管托幼园所的各种杀虫剂、灭鼠药以及各种药品。

3. 简述判断病情轻重的依据及急救原则。

(1)判断病情轻重的依据。

依据发生意外的原因判断;依据伤者的情况判断,具体情况如下。

①呼吸的变化:垂危患儿的呼吸节律不规律。若呼吸停止,应立即进行人工呼吸。

②脉搏的变化：垂危患儿的脉搏细而弱或节律不齐。一旦心跳停止，应立即进行胸外按压。

③瞳孔的变化：垂危患儿的瞳孔不随光线增强而迅速缩小，且会渐渐散大，对光线完全失去反应。

(3)急救原则。

①挽救生命：常温下呼吸、心跳若完全停止4分钟以上，生命就有危险；若超过10分钟，则很难起死回生。

②防止残疾：挽救生命时，尽量防止患儿留下残疾。

③减少痛苦：不能认为救命要紧，不顾其他而加重患儿的病情和痛苦。

4. 学前儿童骨折的预防措施如下。

(1)教育学前儿童走路时要小心，遇到障碍物要绕行。如脚踩香蕉皮摔伤会骨折。

(2)上下楼梯时，要一格一格走，不要从楼梯上向下跳。

(3)玩游戏时要团结友爱，不要争抢玩具，打打闹闹会碰伤造成骨折。

(4)饮食中增加富含钙的食物，多进行户外有氧运动，既能够炼骨骼、肌肉的韧性，又能使皮肤充分暴露在阳光下，促进钙转换和吸收，利于新陈代谢。

5. 宠物咬伤的处理步骤如下。

凡猫、狗咬伤，千万不要着急送医院就诊，应立即就地彻底清洗伤口。

(1)要迅速冲洗伤口。

(2)要彻底清洗，要用力挤压伤口周围，冲洗水量要大，水流要急，最好对着自来水龙头急水冲洗。

(3)伤口不可包乱，除个别伤口大，有伤需要止血外，一般不上任何药物，不包扎，正确处理伤口后应尽快把学前儿童送医院，及时注射狂犬疫苗。

第三节　常用的护理技术

课堂练习

一、选择题

1. B　2. C　3. D　4. C　5. D　6. A

二、判断题

1. A　2. B　3. B　4. B　5. A　6. B

课后精练

一、选择题

1. B　2. A　3. C　4. B　5. D　6. C　7. A

二、判断题

1. B 2. B 3. A 4. B 5. B 6. A

三、简答题

1. 简述降温措施的种类、具体实施方法。

降温措施有药物降温和物理降温两种。药物降温就是吃退热药，打退热针；物理降温就是用冷敷、乙醇擦拭等方法降温。

冷敷法是将冷的物体放置在人体的某个部位，使局部的毛细血管收缩，起到散热、降温、止血、止痛及防止肿胀等作用的一种方法。学前儿童常用的冷敷法有冷湿毛巾冷敷和冰袋冷敷。

(1)冷湿毛巾冷敷。

①将小毛巾折叠数层，放在冷水中浸湿，拧成半干以不滴水为宜，敷在学前儿童前额、腋窝、肘窝或大腿根等处。

②每5~10分钟换一次。

③若冷敷时学前儿童发生寒战、面色发灰，则停止冷敷。

(2)冰袋冷敷。

①在冰袋里装入半袋或三分之一袋凉水或碎冰，把袋内的空气排出，用夹子把袋口夹紧，放在学前儿童额头、腋下、大腿根等处。

②若冷敷时学前儿童发生寒战、面色发灰，则停止冷敷。

2. 简述如何给学前儿童滴耳药。

(1)滴耳药时，让学前儿童侧卧，使患耳向上。

(2)如外耳道有脓液，可先用干净的棉签将脓液擦净再滴药。

(3)向下、向后轻拉学前儿童耳垂，使外耳道伸直。

(4)右手持药瓶将药液滴入外耳道后壁，轻轻压揉耳屏，使药液充分进入外耳道深处。

(5)滴耳药后保持原姿势5~10分钟。

(6)若从冰箱内取出滴耳药，要在室温下放一会儿再用，否则会引起不适，甚至发生眩晕。

3. 简述如何给学前儿童滴鼻药。

(1)滴鼻药前，先让学前儿童平卧(仰卧)，肩下垫个枕头，使头后仰，鼻孔向上；或让学前儿童坐在椅子上，背靠椅背，头尽量后仰。这样可避免药液流到口腔或仅滴到鼻孔外口。

(2)教师右手持药瓶，在距鼻孔2~3厘米处将药液滴入。

(3)轻轻按压鼻翼，使药液分布均匀。

(4)滴鼻药后保持原姿势3~5分钟。

本章自测

一、选择题

1. B 2. C 3. B 4. D 5. B 6. D 7. C 8. C 9. B 10. D 11. D 12. B 13. A 14. C 15. B 16. D 17. C 18. B 19. A 20. D

二、判断题

1. A 2. B 3. A 4. B 5. B 6. B 7. B 8. B 9. A 10. B 11. B 12. A 13. A 14. B 15. A 16. B

三、简答题

1. 简述学前儿童预防异物入体的措施。

(1) 培养学前儿童良好的饮食习惯，进食时细嚼慢咽。进食时不要惊吓、逗乐或责骂学前儿童，以免其大哭、大笑而将食物吸入气管。

(2) 告诫学前儿童不要将别针、硬币、纽扣等物塞进鼻孔、耳朵或放在嘴里玩。

(3) 不要给较小的学前儿童吃花生米、瓜子、豆子、果冻等，以免发生意外。

2. 简述学前儿童触电的处理步骤。

(1) 要以最快的速度，用适当的方法，使学前儿童脱离电源。

(2) 在学前儿童脱离电源前，应避免直接拖拉，防止急救者也触电。

(3) 对心跳、呼吸微弱或已停止的学前儿童，应立即施行人工呼吸及胸外心脏按压术。

(4) 洗净灼伤部位，并用消毒敷料包扎，然后快速送医院治疗。

3. 简述如何预防动物咬伤。

(1) 虫咬伤。

①消除生活环境中蚊虫滋生场所，卧室安装纱门、纱窗，定期使用喷雾式杀虫剂杀虫。

②注意学前儿童卫生，保持皮肤清洁，衣着干净。身上可涂花露水防蚊虫。

③户外活动应注意安全，教育学前儿童不要独自到草丛多的地方玩耍，不要捅马蜂窝。

(2) 动物咬伤。

①不要让学前儿童与宠物独处，用皮带拴住宠物，随时控制。

②教育学前儿童不要触碰非自己宠物的其他动物。

③家养狗应定期注射疫苗，教育学前儿童远离流浪狗。

④最简单的方法是不养宠物。最好在学前儿童6岁后，知晓友好对待动物时再养。

4. 简述学前儿童扭伤的处理方法及预防措施。

(1) 扭伤的处理方法。

学前儿童扭伤后，可先冷水敷患处，既可收缩毛细血管止血，又可止痛，一天后再改用热敷，以改善伤处血液循环，减少肿胀和疼痛。

（2）扭伤的预防措施。

①学前儿童运动前，应组织学前儿童进行充分的准备活动，避免开展幅度大的运动。

②活动中，教师对学前儿童要"放手不放眼"，防止跌伤。

③教师不可以用提物的方式突然提起学前儿童的手臂，也不可以用粗暴的动作为学前儿童穿脱衣服。

5. 骨折的处理如下。

（1）不要移动：在未经急救包扎前，不要移动学前儿童。

（2）固定：骨折的处理原则是使断骨不再刺伤周围组织，不使骨折再加重，这种处理叫"固定"。可用木板、木棍等将断骨的上下关节用绷带固定起来。

（3）皮肉受损也不要涂红药水、紫药水于伤处。

（4）若有断骨暴露皮肉外，应先在伤处盖上消毒纱布后再固定，不可塞回。

（5）骨折后在 2~3 小时内送医院就诊，进行断肢复位处理。

6. 学前儿童常用的冷敷方法如下。

（1）冷湿毛巾冷敷：①将小毛巾折叠数层，放在冷水中浸湿，拧成半干以不滴水为宜，敷在学前儿童前额、腋窝、肘窝或大腿根等处。

②每 5~10 分钟换一次。

③若冷敷时学前儿童发生寒战，面色发灰就停止冷敷。

（2）冰袋冷敷：①在冰袋里装入半袋或三分之一凉水或碎冰，把袋内空气排出，用夹子把袋口夹紧，放在学前儿童额头、腋下、大腿根等处。

②若冷敷时学前儿童发生寒战，面色发灰就停止冷敷。

四、论述题

1. 根据小外伤的种类，说明相对应的处理及预防。

（1）小外伤的种类处理：

①跌伤。首先应安慰学前儿童不要紧张，还应根据其的神情来判断，其他部位及内脏是否受到损伤。其次，如果伤口小而浅，只是擦破了表皮，可先用双氧水洗净伤口，然后用碘伏涂擦患处。再次，如伤口大或深，出血较多，要先止血，再用热敷，以促进血液循环和吸收，减轻表面肿胀。最后，跌伤常见的并发症为脑震荡。会出现短时间的意识丧失，甚至昏迷数分钟至数十分钟，并伴有头痛、头晕、呕吐、嗜睡等症状。遇此情况，应立即送医院。

②割伤：先止血，后消毒，再包扎。

③挤伤：若皮肤无破损，可用水冲洗，进行冷敷，以便减轻痛苦；疼痛难忍时，可将受伤的手指高举过心脏，缓解痛苦；若指甲掀开或脱落，应立即去医院。

④刺伤：首先，将伤口清洗干净。其次，用消毒过的针或镊子顺着刺的方向把刺全部挑出，并挤出淤血。随后，用酒精消毒伤口。最后，有的刺难以拔除，则应送医院处理。

⑤眼外伤：酸碱等化学烧伤，如石灰、硫酸，应尽早清除溅入眼内的化学物质，在现

场用清洁的水反复冲洗眼睛,或将面部浸入水中,使溅入的化学物质稀释或清除,然后送医院进一步治疗。

(2)预防学前儿童发生小外伤的措施如下。

①教育幼儿不要玩耍尖锐的物品,锥、针、铁丝要严加保管。加强对玩具质量的管理,玩具枪、仿真枪的冲击力不能太大。

②不让幼儿接触乙醇、石灰、水泥等化学物品。不要让幼儿观看电焊花或在阳光较强的雪地上玩耍,要远离烟花爆竹。

③户外活动应注意安全,以防跌伤出血。

④定期做好大型玩具的修缮工作。

⑤室内楼道、走廊湿滑,或下雪、雨后走路通道铺设纸板、草袋。

⑥装修地板应使用粗糙防滑材料。

2. 根据实际情况,说明为学前儿童喂药的方法。

根据学前儿童年龄采取不同的喂药方式。

(1)给小婴儿喂药,如果是药片,可将药片研成细小粉末,溶在糖水、果汁等液体中,或用奶瓶像喂奶那样喂进去。

(2)给1岁左右的孩子灌药:此时的幼儿已似懂非懂,如哭闹拒绝吃药,有时需要灌药。

①将药片压成粉末,放在小勺里,加点糖,加少许水,调成半流状。

②固定幼儿头部,使头歪向一侧,左手捏住小孩下巴,右手将勺尖紧贴孩子的嘴角将药灌入。

③等孩子将药咽下去后,放开下巴,再让孩子喝几口糖水,以免药物刺激胃黏膜,引起呕吐。

(3)对两三岁以上的学前儿童,不宜采用灌药法,应鼓励他们自己吃药,不要吓唬他,也不要掺在饭菜里,以免影响药效。

五、案例分析题

1. (1)结合案例分析教师接下来应该怎么处理。

小明手腕红肿,有剧烈的疼痛感,手臂运动受限且无法移动,很有可能是骨折了。因此,教师应该按以下方法处理。

①在未经急救包扎前,不要移动学前儿童。

②骨折的处理原则是使断骨不再刺伤周围组织,不使骨折再加重,可用木板、木棍等将断骨的上下关节用绷带固定。

③皮肉受损也不要在伤处涂红药水、紫药水。

④若有断骨暴露于皮肉外,应先在伤处盖上消毒纱布后再固定,不可塞回。

⑤骨折后应在2~3小时内送医院就诊,由医护人员进行断肢复位处理。

在处理小明骨折的同时要安抚他,注意小明的情绪状态,不可采用呵斥或禁止的方式让他停止哭泣。

（2）应如何预防此类事件发生？

①教育学前儿童走路时要小心，遇到障碍物要绕过，如脚踩香蕉皮摔伤会骨折。

②上下楼梯时，要一格一格地走，不要从楼梯上向下跳。

③玩游戏时要团结友爱，不要争抢玩具，打打闹闹会碰伤造成骨折。

④饮食中增加富含钙的食物，多进行户外有氧运动，既能锻炼骨骼、肌肉的韧性，又能使皮肤充分暴露在阳光下，促进钙质转换和吸收，利于新陈代谢。

2.（1）结合案例分析花花怎么了。

花花可能是晕厥。短时间内大脑供血不足可导致晕厥。学前儿童在饥饿、疲乏、气候闷热和精神紧张时特别容易发生晕厥。

（2）应如何处理及预防此类事情发生？

处理。

可让学前儿童平卧，头略低，脚略高于头，宽松衣领和腰带，短时间休息后即可恢复。

预防。

①注意学前儿童营养，要让其生活节奏正常，保证有规律地进食。

②引导学前儿童适度运动和保持充足的睡眠。

③发现学前儿童晕厥，有短暂的意识丧失，最好就诊检查是否患血管迷走神经性晕厥或其他疾病，以便早发现和治疗。

3.（1）结合案例分析此次事故发生的原因。

此次事故发生的原因主要有：学前儿童运动功能不完善；学前儿童对危险因素缺乏认知；学前儿童好奇、好动、活泼、易冲动；托幼园所管理不善，保教人员缺乏责任感。

（2）分析黄老师的做法，你认为还能怎么做？

黄老师的做法不对，黄老师应同副班教师等保育员一起带学前儿童下楼梯。

下楼梯时学前儿童摔倒，仅仅看有没有哭闹是不够的，还应根据学前儿童的神情来判断其他部位及内脏是否受到损伤。

此外，跌伤后还需要查看学前儿童伤口情况，如果伤口小而浅，只是擦破了表皮，可先用双氧水洗净伤口，然后用碘伏涂擦患处。

如伤口大或深，出血较多，要先止血，将伤部抬高，立即送医院处理。

如果皮肤未破，伤处肿痛，颜色发青，可局部冷敷，一天后再热敷，以促进血液循环和吸收，减轻表面肿胀。

第六章　学前儿童的心理健康

第一节　学前儿童心理健康的标志

课堂练习

一、选择题

1. A　2. A　3. C　4. D

二、判断题

1. A　2. A　3. A　4. A

课后精练

一、选择题

1. A　2. D　3. B　4. A　5. C　6. D　7. C

二、判断题

1. B　2. A　3. B　4. B　5. B　6. A　7. A　8. A　9. B　10. A

三、简答题

1. 简述健康的概念。

健康是指身体、心理和社会适应的健全状态，而不只是没有疾病。

2. 简述心理健康的标志。

智力发展正常；情绪稳定愉快；人际关系和谐；行为统一协调；性格乐观开朗；自我意识良好。

心理健康的六大标准是心理健康的一种粗线条的标准，它远不及测量人的各种生理指标具体和客观。

第二节　学前儿童常见的心理卫生问题

课堂练习

一、选择题

1. B　2. D　3. D　4. C　5. C　6. A　7. C

二、判断题

1. B　2. A　3. B　4. A　5. A　6. B　7. B　8. B　9. B

课后精练

一、选择题

1. A 2. B 3. D 4. D 5. A 6. A 7. C 8. B 9. C

二、判断题

1. A 2. B 3. A 4. B 5. B 6. B 7. A 8. A 9. A 10. B 11. A

三、简答题

1. 简述学前儿童期恐惧的矫正方法。

(1)家长和教师在任何情况下均不可采用恐吓和威胁的方法教育学前儿童。

(2)家长和教师应积极鼓励学前儿童投入所恐惧的情境中并学会应付。

(3)若个别学前儿童恐惧程度严重且持续时间较长,则须进行专门的治疗,避免可能发展为学前儿童期恐惧症。

2. 简述学前儿童多动症的矫正方法

(1)对学前儿童应耐心帮助和指导,多鼓励表扬,以不断增强其自尊心和自信心。

(2)引导学前儿童在集体活动中遵守一定的行为规范,加强动作练习。

(3)可进行注意力训练,难度依学前儿童完成情况而定。

(4)可同时配合其他治疗方法,如改善身体状况、使用药物。

3. 学前儿童习惯性阴部摩擦的主要原因:

(1)生殖器局部不洁或患有疾病。

(2)学前儿童精神紧张或觉得生殖器好玩而经常抚弄,逐渐形成习惯。

四、论述题

请根据遗尿的表现,说明其症状成因及矫正方法。

遗尿症属睡眠障碍。

(1)表现:

①5岁以上的学前儿童,仍不能控制自己排尿,经常夜间尿床、白天尿裤。因多发于夜间,故也称夜尿症。通常男孩多于女孩。

②遗尿分原发性遗尿和继发性遗尿两种。前者指从小到大一直遗尿,从未建立起膀胱控制;后者指曾一度建立起膀胱控制,后又丧失控制。两者均以夜间遗尿最为常见。

(2)原因:

①由生理因素导致的遗尿约占10%,如蛲虫病、膀胱疾病等,均可使学前儿童不能控制排尿。

②大部分遗尿症都与心理因素有关,家庭教育不当、没有养成良好的排尿习惯是其主要原因。③学前儿童白天疲劳过度而引起夜间睡眠过深,或精神紧张,如初次入学、家庭破裂等均可能导致遗尿。

④家长对学前儿童不适当的惩罚,也有可能使遗尿延续。

(3)矫正：

①建立合理的作息制度，养成良好的生活习惯，加强对学前儿童自觉排尿的训练，是基本的矫正方法。

②学前儿童一旦发生尿床，家长和教师要以温和、亲切、耐心的态度加以对待，帮助其逐渐树立起克服遗尿的信心。切忌对其施加压力，以免造成新的心理压力。

③对于躯体患有疾病的学前儿童，应及早进行治疗。

第三节　学前儿童心理健康教育

课堂练习

一、选择题

1. C　2. A　3. D　4. C　5. B　6. C　7. A

二、判断题

1. A　2. A　3. A　4. B　5. A

课后精练

一、选择题

1. C　2. A　3. B　4. C　5. A　6. B　7. D　8. C　9. D

二、判断题

1. B　2. B　3. B　4. B　5. A　6. A　7. B　8. A

三、简答题

简述维护和促进学前儿童心理健康的措施。

(1)创设适宜环境，促进学前儿童健康成长；

(2)开展心理咨询，加强保健措施；

(3)开展各项活动，进行心理健康教育；

(4)密切家园协作，增强教育合力。

四、论述题

请结合实际说明开展学前儿童心理健康教育的主要内容。

1. 创设适宜环境，促进学前儿童健康成长。

(1)教师要为学前儿童创设丰富的物质环境，营造宽松的精神环境。

(2)教师要提高自身的心理素质，用健康的心理影响学前儿童，时刻保持一份健康积极、乐观向上的心态，处处给学前儿童提供积极的影响。

2. 开展心理咨询，加强保健措施。

(1)若条件允许，幼儿园可建立专门的心理咨询室。

(2)可通过筛查等方式，及早发现和矫治有心理障碍的学前儿童。

(3)开展健康检测，积极预防疾病。

3. 开展各项活动，进行心理健康教育。

(1)培养学前儿童良好的生活习惯。

良好的生活习惯有益于学前儿童情绪饱满、情绪稳定。

(2)帮助学前儿童学会调节自己的情绪。

当学前儿童受到挫折和委屈时，教师和家长要让其通过合理的方式宣泄，以减轻心理上的压力，但不能采用打人、骂人、毁坏东西等方法。

(3)帮助学前儿童学习社会交往技能。

在日常生活中要帮助学前儿童学习社会交往技能，对其进行移情教育，引导其多设身处地为别人着想。

(4)科学地进行性教育。

①无性别歧视是形成健康的性心理的重要因素；

②让学前儿童懂得性器官是身体的一部分，学会正确地认识和对待；

③自然科学地回答学前儿童提出的性问题；

④两性别优势互补教育，树立男女平等的理念。

本章自测

一、选择题

1. B 2. A 3. C 4. A 5. A 6. D 7. C 8. C 9. A 10. C 11. A 12. C 13. A 14. D 15. C 16. D 17. A 18. B 19. D 20. D

二、判断题

1. B 2. A 3. B 4. A 5. B 6. B 7. B 8. A 9. B 10. B 11. B 12. B 13. B 14. B 15. B 16. B 17. B 18. A 19. B 20. B

三、简答题

1. 遗尿症的矫正方法如下。

(1)建立合理的作息制度，养成良好的生活习惯，加强对学前儿童自觉排尿的训练，是基本的矫正方法。

(2)学前儿童一旦发生尿床，家长和教师要以温和、亲切、耐心的态度加以对待，帮助其逐渐树立起克服遗尿的信心。切忌对其施加压力，以免造成新的心理压力。

(3)对于躯体患有疾病的学前儿童，应及早进行治疗。

2. 简述学前儿童攻击性行为产生的原因及矫正方法。

原因。

(1)当学前儿童感受到挫折、威胁、羞耻或不满时，常出现攻击性行为。

(2)学前儿童模仿、学习生活环境中的攻击性行为，或电视中常有的暴力行为。

矫正方法。

(1)对于学前儿童的攻击性行为，成人应尽早查明原因，给予矫正，否则会使学前儿童出现社会适应性困难，更会影响学前儿童道德行为的发展。

(2)对于学前儿童的攻击性行为，既不可迁就姑息，也不可体罚。学前儿童发作时，可暂不予理睬，待其行为自行消退后给予说服教育。

(3)教师应帮助学前儿童学习如何与他人相处，如何调节自己的情绪，如何对待挫折等。

3. 简述学前儿童口吃的原因及矫正方法。

原因。

口吃的发生主要与心理状态有关。

(1)由于肌肉控制能力的发展落后于情绪和智力活动表达的需要，学前儿童常表现为说话踌躇和重复。

(2)少数学前儿童可能因家长对其语言的表达做过多矫正，或采用威吓、强制等方法来训练语言，精神过度紧张造成口吃。

(3)学前儿童在突然受到惊吓，模仿别人口吃，个性急躁，患有某种疾病如百日咳等，或脑部受到创伤，大脑皮质的功能减弱等情况下，均可形成口吃。

(4)学前儿童由于口吃受到讥笑、指责，从而产生紧张、自卑、羞怯、焦虑或退缩反应，有可能使口吃症状加重和发展。

矫正方法。

(1)因发育迟缓而发生的口吃，约占口吃学前儿童的9/10，这类口吃多随年龄的增长而自行消失。

(2)对少数口吃学前儿童的矫正，应从解除学前儿童的紧张心理入手，避免对学前儿童嘲笑、指责或过分矫正。

(3)成人与学前儿童讲话要心平气和、不慌不忙，使学前儿童受到感化，养成从容不迫的讲话习惯，使学前儿童讲话时不着急，呼吸平稳，全身放松，特别是不去注意自己是否口吃。

(4)可对口吃学前儿童进行口型示范和发音矫正的训练，多练习朗诵和唱歌，运用鼓励和表扬的方法培养学前儿童的信心和勇气。

4. 简述科学进行性教育的方法。

(1)无性别歧视是形成健康的性心理的重要因素。

(2)让学前儿童懂得性器官是身体的一部分，学会正确地认识和对待。

(3)自然科学地回答学前儿童提出的性问题。

(4)进行两性性别优势互补教育，树立男女平等的理念。

5. 习惯性阴部摩擦的矫正方法如下。

(1)学前儿童偶尔出现抚摸或玩弄自己的性器官属正常现象，若经常性出现、则需要纠正。

(2)对该行为家长应冷静给予制止,正确诱导,分散学前儿童对生殖器官的过分注意,切忌惩罚、羞辱、讥笑和恐吓孩子。

(3)要培养学前儿童的卫生习惯,勤洗阴部,防止局部感染和疾患。

(4)学前儿童衣着不要过暖,内裤不要太紧。

(5)多鼓励学前儿童参加集体活动和体育锻炼。

四、论述题

1. 请根据不同的说谎类型,说明学前儿童说谎的成因及矫正方法。

说谎包括无意说谎和有意说谎。无意说谎:三四岁的幼儿由于认知水平低,在思维、记忆、想象、判断等方面,往往会出现与事实不相符的情况,如常把想象的东西当作现实存在的东西,把渴望得到的东西说成已经得到了。有意说谎:幼儿为了得到表扬、奖励或逃避责备、惩罚,故意编造谎言,这就是有意说谎。

矫正:

(1)对于无意说谎的幼儿,因受他们的心理发展水平的限制,成人不该指责幼儿,只需让幼儿明白应该怎么说就行了。

(2)对于有意说谎的幼儿,成人要做到以下三点。①成人要及时揭穿其谎言,不使其得逞;②可以给幼儿讲故事,如"狼来了",让幼儿明白说谎的后果;③成人要言传身教,为幼儿树立榜样。

2. 请结合实际说明开展学前儿童心理健康教育的主要内容。

(1)创设适宜环境,促进学前儿童健康成长。

①教师要为学前儿童创设丰富的物质环境,营造宽松的精神环境。

②教师要提高自身的心理素质,用健康的心理影响学前儿童,时刻保持一份健康积极、乐观向上的心态,处处给学前儿童提供积极的影响。

(2)开展心理咨询,加强保健措施。

①若条件允许,幼儿园可建立专门的心理咨询室。

②可通过筛查等方式,及早发现和矫治有心理障碍的学前儿童。

③开展健康检测,积极预防疾病。

(3)开展各项活动,进行心理健康教育。

①培养学前儿童良好的生活习惯。良好的生活习惯有益于学前儿童情绪饱满、情绪稳定。

②帮助学前儿童学会调节自己的情绪。当学前儿童受到挫折和委屈时,教师和家长要让其通过合理的方式宣泄,以减轻心理上的压力,但不能采用打人、骂人、毁坏东西等方法。

③帮助学前儿童学习社会交往技能。在日常生活中要帮助学前儿童学习社会交往技能,对其进行移情教育,引导其多设身处地为别人着想。

(4)科学地进行性教育。

①无性别歧视是形成健康的性心理的重要因素。

②让学前儿童懂得性器官是身体的一部分，学会正确地认识和对待。

③自然科学地回答学前儿童提出的性问题。

④两性别优势互补教育，树立男女平等的理念。

五、案例分析题

1.(1)结合案例分析浩浩的行为是否正确，引起这种行为的原因有哪些。

浩浩经常抚摸自己的生殖器官是不正确的，这可能是不良习惯中的习惯性阴部摩擦。产生的原因可能是：生殖器官局部不洁或患疾病；精神紧张或觉得生殖器官好玩而常抚弄，逐渐形成习惯。

(2)分析张老师的做法，并说说看还能怎么做。

张老师的做法是对浩浩进行惩罚、羞辱、讥笑和恐吓，不仅无法转移浩浩的注意力，还无法对浩浩的行为进行正确的矫正，甚至可能加重浩浩的行为，因此是完全错误的。

正确的矫正方法有以下几点。

①学前儿童偶尔出现抚摸或玩弄自己的生殖器官属于正常现象，若经常性出现这种情况，则需纠正。

②对于这种行为，家长应冷静给予制止，正确诱导，分散学前儿童对生殖器官的过分注意，切忌惩罚、羞辱、讥笑和恐吓学前儿童。

③要培养学前儿童的卫生习惯，勤洗阴部，防止局部感染和疾患。

④学前儿童衣着不要过暖，内裤不要太紧。

⑤多鼓励学前儿童参加集体活动和体育锻炼。

2.(1)结合案例分析造成天天这些情况的原因。

天天看到班级的同学有好玩的玩具伸手就抢，遭到拒绝后会生气地大叫，并且踢人、打人，这可能是天天的攻击性行为。

出现攻击性行为的原因可能是天天感受到挫折、威胁、羞耻或不满。此外，从天天家长的态度及他在家的情况来看，也可能是因为天天的家长是溺爱型家长，对天天百依百顺，看不到天天的弱点，对其行为不分好坏，放弃要求，因此导致天天任性、霸道，随心所欲，形成唯我独尊的不正常心理。

(2)分析教师应从哪些方面入手处理问题，并举例说明。

教师对学前儿童的教育应从以下几个方面入手。

①既不可迁就姑息，也不可体罚。学前儿童发作时，可暂不予理睬，待其行为自行消退后给予说服教育。

②帮助学前儿童学习如何与他人相处，如何调节自己的情绪，如何对待挫折等。例如，帮助学前儿童学会调节自己的情绪；当他受到挫折和委屈时，教师和家长要让学前儿童通过合理的方式宣泄，以减轻心理上的压力，而不能采用打人、骂人、毁坏东西等方法。

③帮助学前儿童学习社会交往技能,对他进行移情教育,引导他多设身处地地为别人着想。

家长也应重视对学前儿童的教育。学前儿童多数时间在家庭中度过,家长的心理健康水平直接影响学前儿童的心理健康水平。因此,教师要和家长宣传心理健康教育的基本知识和重要意义,争取家长配合,以便共同商讨学前儿童的情况,家园协作,做到家园教育一致,以保持学前儿童心理健康教育的持续性和有效性,促进学前儿童心理健康。

3.(1)结合案例分析桃桃是什么情况。

5 岁的桃桃转学后不能控制自己排尿,经常白天尿裤、睡觉尿床,但之前能自主排尿,因此桃桃有可能是因为转学引发的继发性遗尿。继发性遗尿指曾实现控制膀胱,后又丧失控制。

(2)你如何评价该教师的做法,并说说看还能怎么做。

该教师的做法是错误的,正确的做法如下。

①建立合理的作息制度,养成良好的生活习惯,加强对学前儿童自觉排尿的训练,是基本的矫正方法。

②学前儿童一旦发生尿床,家长和教师要以温和、亲切、耐心的态度加以对待,帮助学前儿童逐渐树立克服遗尿的信心。切忌对学前儿童施加压力,以免造成新的心理压力。

③对于躯体患有疾病的学前儿童,应及早进行治疗。

第七章　托幼园所的卫生保健制度

第一节　托幼园所的生活制度

课堂练习

一、选择题

1. A　2. C　3. B　4. B　5. B　6. A　7. B　8. A　9. A　10. A　11. B　12. A　13. D　14. B

二、判断题

1. A　2. B　3. A　4. B　5. B　6. A　7. A　8. B　9. B

课后精练

一、选择题

1. D　2. A　3. B　4. B　5. D　6. C　7. D　8. C　9. A　10. C　11. C　12. C　13. D　14. B　15. C　16. D　17. A　18. C　19. A　20. A

二、判断题

1. B 2. A 3. B 4. B 5. A 6. A 7. B 8. A 9. B 10. A 11. B 12. B 13. A 14. B 15. A 16. A 17. B 18. B 19. B 20. A

三、简答题

1. 简述托幼园所制定生活制度的意义。

(1)合理的生活制度能促进学前儿童的生长发育。

(2)正确执行生活制度，能培养学前儿童的良好习惯。

(3)生活制度是保育员做好工作的基本保证。

(4)生活制度是托幼园所完成学前儿童全面发展教育任务的重要保证。

2. 简述制定托幼园所生活制度的原则。

(1)根据学前儿童的年龄和体质安排活动。

(2)根据学前儿童的生理活动特点安排活动。

(3)根据地区特点及季节变化做适当的调整。

(4)根据家长的需要，安排学前儿童入园和离园的时间。

3. 简述学前儿童睡眠、喝水的卫生要求。

(1)睡眠。

学前儿童年龄越小，所需睡眠时间越长。照顾学前儿童睡眠应注意以下几点。

①睡前准备工作要做好。学前儿童睡前，教师的准备工作要做到"三要"：一要提醒学前儿童如厕；二要要求学前儿童不做剧烈运动；三要要求学前儿童安静地上床。

②创造良好的睡眠环境。良好的睡眠环境要求：安静，尤其是教师不能在此时串班、说话、进餐、打电话等；空气清新，教师要提前将卧室通风换气；室内光线不宜太强。

③培养学前儿童的正确睡姿。睡眠以右侧睡和平睡为宜，不蒙头睡，不用手压着心脏、腹部、头脸，宜用鼻呼吸。教师要观察学前儿童睡眠，及时纠正不良睡姿，处理异常行为问题。

④培养幼儿的良好生活习惯，培养幼儿初步的自理能力。

(2)喝水。

学前儿童每天需要保持一定的饮水量。

①上、下午各组织1次集体饮水，提醒并允许学前儿童随时喝水，提醒、帮助学前儿童安全有序地取水和取放水杯。

②学前儿童应坐在自己的座位上喝水，避免泼洒。提醒学前儿童喝水不能太快。

③学前儿童个人专用水杯每天清洗并消毒。

④教师注意观察学前儿童的饮水量，剧烈运动后不应喝大量的水。帮助学前儿童学会渴了主动饮水，养成喝白开水的习惯。

4. 简述托幼园所组织学前儿童唱歌、朗诵活动的卫生要求。

(1)应选择适合学前儿童音域特点的歌曲和朗诵材料，不宜演唱成人歌曲，以防止声带疲劳。

（2）教给学前儿童正确的发声方法，达到保护嗓子和预防呼吸系统疾病的目的。

（3）唱歌地点要求无尘、空气新鲜、温度适宜。

（4）唱歌的姿势以立式为主，挺胸抬头，以保证胸腔与横膈膜的充分活动。

（5）唱歌的时间不宜过长，并注意配合舞蹈、动作训练和音乐欣赏。

（6）中大班学前儿童还可以学习打击乐，为歌曲和律动乐曲伴奏，培养节奏感。

（7）对有音乐才能的学前儿童可个别辅导，重在培养学前儿童的音乐兴趣。

5. 简述托幼园所学前儿童使用电子产品的卫生要求。

（1）托幼园所与家庭要相互配合。

①规定学前儿童看电视、玩游戏机和计算机的时间及内容。

②在成人的指导下进行。

（2）教育学前儿童注意保护视力。

①每次看完电视后要闭目休息或远眺。

②电视图像要清晰，色彩适中，避免闪烁。

③室内要有适当照明，以减少暗适应所带来的维生素 A 的消耗。

6. 简述托幼园所游戏活动的卫生要求。

游戏是幼儿的基本活动，是托幼园所对学前儿童进行全面教育的重要形式。游戏活动的卫生要求如下。

（1）最好在户外进行。

（2）注意保持学前儿童的愉快情绪。

（3）游戏活动时间适当合理。户外游戏活动时间，春、夏、秋季每天不少于 3~4 小时，冬季不少于 2 小时，其中 1 小时为体育活动；集体活动时间不要过长，游戏内容不宜太恐怖剧烈；对学前儿童游戏中的各种要求也要适应其身心特点。

（4）游戏中注意安全保护。开展学前儿童活动要加强安全教育。游戏前由保育员搬动游戏器材和大型玩具，并认真检查玩具、器械的安全、卫生情况。向学前儿童交代注意事项，做好准备活动。在游戏过程中要加强对学前儿童的监督、照顾和保护。

7. 简述托幼园所上课的卫生要求。

（1）上课活动。

上课是托幼园所最重要的教学活动，是托幼园所有计划地向学前儿童传授粗浅知识、技能和发展智力的主要手段。

①时间安排合理。学前儿童年龄越小，教学活动时间越短，次数和内容越少，而且应安排在学前儿童精力最充沛、注意力最集中的时间。一般在早饭后半小时为宜，上午 9：00—10：00。小班每天安排 1 节，10~15 分钟；中班每天安排 2 节，20~25 分钟；大班每天安排 2 节，25~30 分钟，大班末期每节可延长 5 分钟。

②室内外保持清洁。

③培养学前儿童正确的姿势。培养学前儿童正确的坐、立、行、阅读、绘画及握笔姿势。预防近视,不提倡学前儿童手背在后面听课。

8. 简述日托学前儿童来园及离园的卫生要求。

(1)来园。

①学前儿童来园前,教师应做好活动室的清洁卫生及通风换气工作,冬季要提前做好采暖工作。

②家长把学前儿童送来时,教师要热情接待,并向家长了解学前儿童在家的表现及健康状况,然后进行晨检,并对学前儿童提出一日的卫生要求。

③每班教室应为学前儿童安排生活柜,以方便学前儿童来园后有固定的地方放置衣物、书包和替换的鞋。

④教师还要教育学前儿童不带危险物品入园。

⑤对刚入园的学前儿童,教师要耐心做好安抚工作。

(2)离园。

①学前儿童离园前,教师要教育学前儿童把玩具、桌、椅等放置好,待穿戴整齐后,教师亲自交给家长,此时可向家长进行一些家教指导。

②学前儿童全部接走后,教师把活动室收拾好,然后到厕所、卧室巡视一遍,确定没有学前儿童留下时再锁门。个别晚接的学前儿童,必须由本班教师亲自交给值班人员,要确保学前儿童安全,严防丢失。

③学前儿童离园时,若有家长来访,教师要耐心解答家长的疑问,与家长友好地交流学前儿童在园情况及教育方法,满足家长的需求。

④班级有什么通知可在本班门口贴出,以便家长及时知道。

四、论述题

1. 请说出在托幼园所中学前儿童进餐的卫生要求,并举例说明。

根据学前儿童消化系统的特点,托幼园所应为学前儿童供应营养丰富、易消化的食品。

(1)进餐前。

①教师要为学前儿童创设舒适、愉快的进餐环境,可指导中、大班值日生将桌子擦干净或分发碗筷;说话轻声细语,欢快热情,这样学前儿童才会有愉快的进餐心情;②教师应让学前儿童洗手,如厕,听听音乐、故事,或趴在桌上休息,做一点安静的游戏,不做剧烈运动;③教师要注意激发学前儿童的食欲。教师可以用稍夸张的语气、语调表达进食的欲望,并赞美食物的美味,以引起学前儿童的食欲。

(2)进餐中。

①不进行说教,以免影响学前儿童的食欲和进餐情绪。

②培养学前儿童文明的进餐习惯。要求学前儿童安静地进餐,不说话,不左顾右盼,尽量做到细嚼慢咽,并且养成不挑食、不剩饭菜的良好进餐习惯。

③注意培养学前儿童良好的卫生习惯。提醒学前儿童保持进餐时桌面、地面和衣服的清洁,不掉饭、漏饭、撒饭,不用衣袖擦嘴。

(3)进餐后。

在学前儿童进餐后,教师要注意培养学前儿童擦嘴、漱口、收拾碗筷的良好习惯,并带学前儿童散步,这有利于学前儿童消化和午睡。

2. 论述托幼园所日常生活中"三浴"锻炼的卫生要求,并举例说明。

"三浴"锻炼,指空气浴、日光浴和水浴锻炼。

(1)空气浴。空气浴最好从夏季开始,逐渐过渡到冬季。锻炼应先室内后室外。室温应每3~4天下降1℃,持续的时间可由开始时的几分钟延长到20~30分钟。学前儿童若有寒战、打喷嚏、脸色苍白等状况,应立即停止锻炼。身体显著衰弱、有急性呼吸道疾病及其他严重疾病的学前儿童则不宜锻炼。

(2)日光浴。日光浴能促进钙、磷的吸收,增强学前儿童的免疫能力,预防和治疗佝偻病。应选择清洁、平坦、干燥、绿化较好、空气流畅但又避开强风的地方。春、秋季以上午10:00—11:00为宜,夏季以上午8:00—9:00为宜,冬季以上午10:00—12:00为宜。空腹或饭后1小时内不宜进行日光浴。日光浴后不要马上进食。发现学前儿童有出汗过多、精神不振、头部晕痛和心跳加快的现象,要暂停锻炼,立即休息,补充少量水分。

(3)水浴。水浴方法有冷水盥洗、擦身、淋浴和游泳。水浴可以从温水逐步过渡到冷水。对学前儿童应提倡长期坚持冷水盥洗。游泳是学前儿童非常喜欢的锻炼,但饭后1.5小时内或空腹及患病学前儿童不宜游泳。如有面色发青、寒战、腿部抽筋的学前儿童,要立即出游泳池进行护理和治疗。

一旦学前儿童适应"三浴"锻炼,则"三浴"可在一天内同时进行。

五、案例分析题

(1)请你帮刘老师分析一下,班级午睡出现的这些情况可能是什么原因造成的?

出现的情况有:总是手忙脚乱;刚安排好学前儿童都躺下,有的学前儿童就喊着要上厕所;有的学前儿童上了床,还是很兴奋,翻来覆去在床上吵闹,总是不睡觉。出现这些情况的原因是没有用好睡眠卫生要求。

(2)针对这些情况,你有什么好的建议?

生活制度是保育员做好工作的基本保证,能使保育员有更多的时间组织学前儿童进行各项活动,使学前儿童更好地发展。生活制度是托幼园所完成学前儿童全面发展教育任务的重要保证。

刘老师该好好学习该班的生活卫生保健制度,并与其他老师一起配合,严格执行,那么这些情况完全可以避免。

第二节 托幼园所常见的其他卫生保健制度

课堂练习

一、选择题

1. D 2. C 3. B 4. A 5. D

二、判断题

1. B 2. A

课后精练

一、选择题

1. D 2. A 3. C 4. D 5. C 6. A 7. D 8. A 9. B 10. A 11. A 12. D 13. C
14. D 15. B 16. B 17. D 18. D 19. A 20. C

二、判断题

1. B 2. B 3. A 4. A 5. B 6. B 7. A 8. B 9. A 10. B 11. B 12. A 13. A
14. B 15. A 16. A 17. A 18. B 19. B 20. A

三、简答题

1. 简述托幼园所的信息收集制度。

(1)托幼园所应当建立健康档案,包括托幼园所工作人员健康合格证、学前儿童入园健康检查表、学前儿童健康检查表或手册、学前儿童转园健康证明等。

(2)托幼园所应当对卫生保健工作进行记录,包括出勤、晨午检及全日健康观察、膳食管理、卫生消毒、营养性疾病、常见病、传染病、伤害和健康教育等记录。

(3)工作记录和健康档案应当真实、完整、字迹清晰。工作记录应当及时归档,至少保存3年。

(4)定期对学前儿童出勤、健康检查、膳食营养、常见病和传染病等进行统计分析,掌握学前儿童健康及营养状况。

2. 简述托幼园所的学前儿童体格锻炼制度。

(1)托幼园所要有组织地经常开展适合学前儿童的游戏及体育活动。在正常天气下,学前儿童要有充足的户外活动时间,每天坚持2小时以上户外活动,并加强冬季锻炼。

(2)要创造条件,充分利用日光、空气、水等自然因素,有计划地锻炼学前儿童体格。

(3)要做好运动前的准备工作,加强运动中的保护,避免运动伤害。

(4)学前儿童的体格锻炼要循序渐进,运动量和运动项目要适合学前儿童的年龄特点,对个别体弱学前儿童要给予特殊照顾。

3. 简述托幼园所的健康检查制度。

(1)学前儿童的健康检查。

①健康检查的类别。

健康检查可了解学前儿童生长发育和健康状况。健康检查制度也是检查和监督托幼园所各项卫生保健工作的依据。学前儿童健康检查包括入园前健康检查,入园后健康检查,晨、午、晚间的检查和全日观察。

②健康检查的要求。

入园前健康检查。学前儿童入园前必须经过全身体格检查,以便托幼园所了解学前儿童的身体状况及生长发育特点,并鉴定该学前儿童是否能过集体生活,而且托幼园所一般是收无传染疾病或无其他严重疾病的学前儿童。学前儿童入园前的健康检查只在一个月内有效,对离园时间较长或去外地的学前儿童(1个月以上),再入园必须重新体检。

入园后健康检查。学前儿童入园后每年要定期进行健康检查。一般1周岁以内的学前儿童,每3个月检查1次,1周岁时做1次总的健康评价;1~3岁的学前儿童,每半年检查1次,3岁时做1次总的健康评价;3~6(7)岁的学前儿童,每年检查1次,6(7)岁时做1次总的健康评价。对生长发育指标低于或高于正常范围的学前儿童,应注意动态观察,并分析原因,采取有效措施。

晨、午、晚间的检查。为及时发现疾病,在学前儿童早晨入园时、中午起床后及晚间入睡前均应进行健康情况的观察。

晨检的重点内容可概括为"一问""二摸""三看""四查"。"一问"是指询问家长,学前儿童有无不舒服,在家的饮食、睡眠、排便等生活情况。"二摸"是指摸学前儿童的额部,了解体温是否正常,摸学前儿童颈部淋巴结及腮腺有无肿大。"三看"是指认真查看学前儿童的咽喉部是否发红,学前儿童的脸色、皮肤和精神状况等有无异常。"四查"是指检查学前儿童是否携带不安全物品到托幼园所,一旦发现问题及时处理。

全日观察:在园内的一日生活当中,保育员都应随时观察学前儿童,观察的重点是食欲状况、精神状况、大小便情况、睡眠情况、体温情况等,必要时请医生检查,以做到对疾病早发现、早隔离、早治疗。

(2)工作人员的健康检查。

托幼园所工作人员在参加工作之前,必须进行全身检查,经检查合格者才能进托幼园所工作。如工作人员患有传染病,需经医院证明无传染性时,才能恢复工作。

4. 简述托幼园所的环境卫生制度。

(1)室内。每天在学前儿童入园前做好清洁卫生工作,上音乐课和体育课前用湿拖把拖地,避免尘土飞扬。要经常保持空气流通、阳光充足,冬季也要定时开窗通风换气,还要有防蚊、防蝇、防暑和取暖设备。

(2)室外。室外每天一小扫,每周一大扫。做到环境整洁,无杂草,无碎砖石。活动场地周围不堆放杂物,污物下水道畅通,无积水。垃圾箱要设在远离活动场地处,并要加盖。对环境还要进行定人、定点、定期检查。

(3)厕所。厕所要清洁通风,每天打扫干净,每周用消毒水消毒一次。学前儿童用的便盆,每次用后要立即倾倒,刷洗干净,并每日用消毒液浸泡。3岁以上学前儿童提倡用蹲式厕所。

(4)玩具、教具。玩具、教具要保持清洁,定期消毒、清洗。学前儿童桌椅高度应符合要求。

(5)绿化。要有计划地搞好绿化,以净化空气、美化环境、陶冶情操为宗旨,促进学前儿童身心健康发展。

本章自测

一、选择题

1. B 2. D 3. B 4. D 5. A 6. A 7. B 8. B 9. C 10. D 11. A 12. C 13. C 14. B 15. C 16. A 17. A 18. A 19. A 20. C

二、判断题

1. B 2. A 3. B 4. A 5. A 6. B 7. B 8. A 9. A 10. A 11. B 12. A 13. A 14. B 15. B 16. A 17. B 18. B 19. A 20. B

三、简答题

1. 简述托幼园所中学前儿童上课的卫生要求。

(1)时间安排合理。学前儿童年龄越小,教学活动时间越短,次数和内容越少,而且应安排在学前儿童精力最充沛、注意力最集中的时间。

(2)室内外保持清洁。

(3)培养学前儿童正确的姿势。培养学前儿童正确的坐、立、行、阅读、绘画及握笔姿势。预防近视,不提倡学前儿童手背在后面听课。

2. 简述托幼园所室内环境卫生制度。

(1)每天在学前儿童入园前做好清洁卫生工作。

(2)上音乐课和体育课前用湿拖把拖地,避免尘土飞扬。

(3)要经常保持空气流通、阳光充足,冬天也要定时开窗通风换气。

(4)要有防蚊、防蝇、防暑和取暖设备。

3. 简述学前儿童喝水的卫生要求。

(1)上、下午各组织1次集体饮水,提醒并允许学前儿童随时喝水。提醒、帮助学前儿童安全有序地取水和取放水杯。

(2)学前儿童应坐在自己的座位上喝水,避免泼洒。提醒学前儿童喝水不能太快。

(3)学前儿童个人专用水杯每天清洗并消毒。

(4)教师注意观察学前儿童的饮水量,剧烈运动后不应喝大量的水。

(5)帮助学前儿童学会渴了主动饮水,养成喝白开水的习惯。

4. 简述托幼园所的健康检查制度。

(1)学前儿童的健康检查。学前儿童健康检查包括入园前健康检查,入园后健康检查,晨、午、晚间的检查和全日观察。

（2）工作人员的健康检查。

四、论述题

请结合实际，论述托幼园所中学前儿童进餐的卫生要求。

根据学前儿童消化系统的特点，幼儿园应为幼儿供应营养丰富、易消化的食物。

（1）进餐前。

①教师要为学前儿童创设舒适、愉快的进餐环境，可指导中、大班值日生将桌子擦干净或分发碗筷；说话轻声细语，欢快热情，这样学前儿童才会有愉快的进餐心情；②教师应让学前儿童洗手，如厕，听听音乐、故事，或趴在桌上休息，做一点安静的游戏，不做剧烈运动；③教师要注意激发学前儿童的食欲。教师可以用稍夸张的语气、语调表达进食的欲望，并赞美食物的美味，以引起学前儿童的食欲。

（2）进餐中。

①不进行说教，以免影响学前儿童的食欲和进餐情绪。

②培养学前儿童文明的进餐习惯。要求学前儿童安静地进餐，不说话，不左顾右盼，尽量做到细嚼慢咽，并且养成不挑食、不剩饭菜的良好进餐习惯。

③注意培养学前儿童良好的卫生习惯。提醒学前儿童保持进餐时桌面、地面和衣服的清洁，不掉饭、漏饭、撒饭，不用衣袖擦嘴。

（3）进餐后。

在学前儿童进餐后，教师要注意培养学前儿童擦嘴、漱口、收拾碗筷的良好习惯，并带学前儿童散步，这有利于学前儿童消化和午睡。

五、案例分析题

1.（1）啸鸣爸爸妈妈的观点对吗？请说明理由。

支持啸鸣参加除游泳外的各种运动，这样做挺好的；错误的是拒绝啸鸣要学游泳的要求。游泳结合了水、空气和日光三种自然因素，刺激作用比较强，它是一种综合性的锻炼，也是学前儿童非常喜爱的锻炼。

（2）如果您是啸鸣的老师，要怎样开展家长教育，使啸鸣爸爸妈妈允许啸鸣参加游泳活动？

组织学前儿童游泳的方法及注意要点如下。

①游泳应选择晴朗、无风的天气，水温和气温都要适宜。

②游泳池不能太深，注意清洁和安全。

③学前儿童刚开始时，游泳的时间不宜太长，可逐渐延长。

④饭后1.5小时内或空腹状态下，以及患病的学前儿童不宜游泳。

⑤组织学前儿童游泳时，成人必须同时参加，每次学前儿童人数不宜太多，便于照顾。面色发青、寒战、腿部抽筋的学前儿童要立即出池，对其进行护理和治疗。

⑥教会学前儿童游泳和游泳的规则。

⑦告诉学前儿童不要在没有成人看管下单独游泳。不要跳水和潜水,学会用脚试探水的深浅。

⑧遇到同伴溺水,要学会呼救。

⑨教育学前儿童游泳时要注意安全,如不要到水流湍急处游泳,也不要在饥饿、疲劳的情况下游泳。游泳前要做好准备工作,以免在水中因腿抽筋而无法游泳,造成溺水事故。

家长用拒绝的方式是不对的。要在安全的环境中让啸鸣学游泳,同时教育啸鸣游泳的安全知识,懂得保护自己,在遇到问题时要学会解决。

2.(1)这个班级的小朋友出现的问题有哪些?请说明出现问题的原因。

出现的问题:小朋友变得特别活泼、好动,越来越不遵守生活制度,例如午休时会吵吵闹闹,吃午饭、点心时还会边吃边玩,上教学活动时也不遵守活动的要求等。

出现问题的原因:实习生王老师做事情比较随心所欲。王老师的随心所以导致幼儿不遵守生活制度。

(2)结合案例,李老师和王老师要如何从生活制度的制定和执行方面解决这个问题。

首先李老师和王老师要根据当前的情况一起制定学前儿童的生活制度,使王老师深刻认识到生活制度的重要性。制定生活制度要遵循以下原则。

①根据学前儿童的年龄和体质安排活动。

托幼园所按不同年龄分班,不同年龄学前儿童的进餐、睡眠、活动和游戏的时间不同。年龄越小,睡眠时间越长,学习时间越短。随着年龄的增长,睡眠时间逐渐减少,学习时间相对延长。总之,不同的班级应有不同的作息制度。另外,学前儿童之间存在较大的差异性,生活制度还应该兼顾学前儿童的个体差异,适当地加以区别对待,以适应不同学前儿童的特点,满足学前儿童的不同需要。

②根据学前儿童的生理活动特点安排活动。

学前儿童经过一夜休息,早晨7:00—10:00,头脑清醒,是精力最旺盛的时间,一般托幼园所都安排在这段时间上课。上午10:00—11:00,学前儿童神经系统的兴奋性逐渐降低,可以安排一些轻松愉快的游戏以消除其疲劳。午睡后,大脑皮质的兴奋程度又逐渐增高,但不如上午旺盛,因此下午一般不再安排教学活动,而是让学前儿童做体操、游戏等。晚上睡眠前,除洗脸、洗脚外,可安排一些安静的活动,不要让学前儿童过度兴奋影响入睡。

③根据地区特点及季节变化做适当的调整。

我国具有较大的南北气候差异及东西时间差异,各园应根据本地区的具体地理特征及本园的实际情况,制定相应的生活制度。同时,在制定生活制度时,还应考虑到不同季节的特点,对生活制度中的部分环节进行适当的调整。

④根据家长的需要,安排学前儿童入园和离园的时间。

学前儿童的年龄特点决定了学前儿童入园及离园都必须由家长亲自接送,因此,托幼

— 55 —

园所在制定生活制度时，还应该考虑学前儿童家长的实际情况和需要，尽量与家长上下班时间相衔接，更好地为家长服务。

制定合理的一日生活制度后，李老师和王老师以及本班的保育员不仅要严格执行，还要明确分工、密切配合，坚持一贯性、一致性的原则，以保证学前儿童在园内生活的规律性。但由于学前儿童在园内的活动并不是一成不变的，因此，学前儿童一日生活的安排，既应该保证一定的稳定性和规律性，又应该有相对的灵活性。

第八章　托幼园所的环境卫生

第一节　托幼园所物质环境的创设

课堂练习

一、选择题

1. A　2. A　3. D　4. A　5. C　6. C　7. B　8. D　9. C　10. B　11. C

二、判断题

1. B　2. B　3. A　4. B　5. B　6. B　7. B　8. A　9. A　10. B　11. A

课后精练

一、选择题

1. D　2. C　3. B　4. A　5. A　6. D　7. C　8. A　9. D　10. B　11. D　12. A　13. C　14. A　15. B　16. B　17. B　18. A　19. B　20. A

二、判断题

1. B　2. A　3. B　4. A　5. B　6. B　7. A　8. B　9. A　10. B　11. B　12. A　13. A　14. A　15. B　16. B　17. A　18. A　19. B　20. A

三、简答题

1. 简述玩具的卫生要求。

(1)选购玩具时，玩具的材料应便于洗涤和消毒。通常以塑料玩具为好，其表面光滑，不易污染，又容易消毒。布玩具、毛皮制的玩具易污染，又不易消毒，幼儿园不宜购置。

(2)玩具上的涂料不能含有铅、砷、汞等有毒物质。

(3)玩具的表面必须无锐利尖角，以免划伤学前儿童。

(4)口琴类的玩具不卫生，极易传播疾病，不宜在托幼园所使用。

(5)玩具的大小、质量要适合学前儿童的体力。

(6)玩具应经常保洁和定期消毒。

2. 简述书籍的卫生要求。

(1)学前儿童读物的文字、插图及符号要大而清晰，文字与纸张之间在色调上要有明显的对比。

(2)纸张要耐用，不易破损，纸面要平坦、光滑，页面不反光。

(3)书籍及质量适于学前儿童使用。

(4)过脏过破的图书不宜继续使用。

3. 简述文具的卫生要求。

(1)学前儿童应选用不含有毒色素或有毒物质的铅笔、蜡笔、绘画颜料、墨水等。

(2)铅笔杆上所涂颜色部分应有不脱落、不溶于水的透明漆膜。

(3)铅笔芯不宜太硬，否则字迹太浅，易造成学前儿童视力疲劳。

第二节 托幼园所精神环境的创设

课堂练习

一、选择题

D

二、判断题

1. A 2. B 3. A 4. B

课后精练

一、选择题

1. A 2. C 3. D 4. A 5. C 6. D 7. B 8. B 9. D 10. B

二、判断题

1. B 2. B 3. A 4. A 5. A 6. B 7. A 8. B 9. B 10. A

三、简答题

1. 简述教师应如何树立体现现代教育思想的儿童观和教育观。

教师应树立体现现代教育思想的儿童观和教育观。

(1)首先，要热爱、尊重并了解学前儿童，为学前儿童营造一种安全、温馨、轻松、愉快的精神环境。教师热爱学前儿童是其热爱教育事业的直接表现，是教育的灵魂，是教师对学前儿童进行教育的基础。这种爱是有原则的、公正的、有理智的和有分寸的。教师要以宽宏的胸怀去爱全体学前儿童，而不只是爱几个学前儿童。教师要善于设身处地地体验学前儿童的所作所为，耐心细致地观察、了解学前儿童的内心世界，以真诚、热爱和关怀的态度去对待每一个学前儿童，做到一视同仁。

(2)其次，教师应当以民主的态度来对待学前儿童，善于疏导而不是压制，允许学前儿童表达自己的想法和建议，而不以权威的命令去要求学前儿童。

(3)再次,在教师与学前儿童的交往中,要尽量采用多种适宜的身体语言动作。在师生交往中,尽量采用身体的接触、表情、动作等来表示自己对学前儿童的关心、接纳、爱抚、鼓励或者不满意,希望停止当前行为等。教师在与学前儿童交谈时,最好保持较近的距离和视线的接触。

2. 简述托幼园所培养学前儿童群体、建立良好的学前儿童与学前儿童交往关系的措施。

教师初建班集体时,应坚持正面教育和集体教育的原则,使学前儿童个体的才能在集体中得到充分表现,逐渐使学前儿童产生自信和自主感。教师要注意引导、鼓励和帮助学前儿童参加各种活动,并随时肯定、表扬他们的积极性。

教师要引导学前儿童学会相互交流思想和感情,建立同伴间相互关心、友爱的气氛。这样的教育应贯穿于日常教育活动的每一个细小的环节中。

四、论述题

结合实际,请具体谈谈托幼园所精神环境的创设要求。

学前儿童教育从本质上讲就是一种环境的创造。在良好的环境中,学前儿童才能积极主动地活动与学习、探索与创造,从而获得最佳的发展。依据学前儿童的年龄特点,创设符合学前儿童发展与教育要求的精神环境,必须做好以下工作。

(1)树立现代儿童观和教育观,建立良好的教师与学前儿童交往关系。

儿童观是对儿童总的认识,即各种对待儿童观点的总和。教育观是在一定的儿童观指导下,对儿童的态度和所施行的教育思想,它是在儿童观的基础上产生的。

教师应树立体现现代教育思想的儿童观和教育观。

①首先,要热爱、尊重并了解学前儿童,为学前儿童营造一种安全、温馨、轻松、愉快的精神环境。教师热爱学前儿童是其热爱教育事业的直接表现,是教育的灵魂,是教师对学前儿童进行教育的基础。这种爱是有原则的、公正的、有理智的和有分寸的。教师要以宽宏的胸怀去爱全体学前儿童,而不只是爱几个学前儿童。教师要善于设身处地地体验学前儿童的所作所为,耐心细致地观察、了解学前儿童的内心世界,以真诚、热爱和关怀的态度去对待每一个学前儿童,做到一视同仁。

②其次,教师应当以民主的态度来对待学前儿童,善于疏导而不是压制,允许学前儿童表达自己的想法和建议,而不以权威的命令去要求学前儿童。

③再次,在教师与学前儿童的交往中,要尽量采用多种适宜的身体语言动作。在师生交往中,尽量采用身体的接触、表情、动作等来表示自己对学前儿童的关心、接纳、爱抚、鼓励或者不满意,希望停止当前行为等。教师在与学前儿童交谈时,最好保持较近的距离和视线的接触。

(2)培养学前儿童群体,建立良好的学前儿童与学前儿童交往关系。

托幼园所中伙伴之间的情感交流,就是学前儿童渴求的精神环境,它会使学前儿童产生安全感,而这种心理感受又是学前儿童喜爱托幼园所并接受良好教育的心理基础。因此，在托幼园所的精神环境创设中，要力求为学前儿童提供一个平等、和谐、团结、友爱的班集体，并充分利用集体的教育力量。

教师初建班集体时，应坚持正面教育和集体教育的原则，使学前儿童个体的才能在集体中得到充分表现，逐渐使学前儿童产生自信和自主感。教师要注意引导、鼓励和帮助学前儿童参加各种活动，并随时肯定、表扬他们的积极性。

教师要引导学前儿童学会相互交流思想和感情，建立同伴间相互关心、友爱的气氛。这样的教育应贯穿于日常教育活动的每一个细小的环节中。

(3)以身示范，建立良好的教师与教师交往关系。

教师与教师之间的人际交往对学前儿童的社会性培养具有多重影响。首先，教师间的交往是学前儿童同伴交往的重要榜样。教师教育学前儿童要相互关心、帮助、抚慰、合作，如果教师自己做到了，学前儿童就很容易产生这种行为并长期稳定下来。其次，教师间的交往涉及班级、托幼园所是否具有良好的氛围。教师间如果相互关心、相互帮助，就会给班级、托幼园所带来一种温情的气氛，学前儿童耳濡目染，容易激发出积极的社会性行为。

(4)沟通交流，建立良好的教师与家长交往关系。

托幼园所的各项教育离不开家长的配合，要建立良好的精神环境同样也离不开家长的支持和帮助，教师要经常和家长交流，互相学习、取长补短，共同教育好学前儿童，教师和家长的关系直接影响教师与学前儿童的关系。

除此之外，还应形成良好的托幼园所风气，托幼园所的日常规则、一般行为标准也是精神环境创设的重要部分。

《幼儿园教育指导纲要(试行)》第三部分"组织与实施"中第八条明确指出，"环境是重要的教育资源，应通过环境的创设和利用，有效地促进幼儿的发展。"物质环境如同硬件，精神环境如同软件，要为学前儿童创设良好的园内环境，就要硬件、软件一起抓，从而使环境整体教育功能得以发挥，有效促进学前儿童的全面发展。

本章自测

一、选择题

1. C 2. D 3. A 4. B 5. A 6. C 7. C 8. D 9. A 10. D 11. A 12. D 13. B 14. C 15. D 16. C 17. C 18. B 19. A 20. D

二、判断题

1. B 2. A 3. B 4. A 5. B 6. A 7. B 8. A 9. A 10. A 11. B 12. B 13. A 14. B 15. B 16. A 17. A 18. B 19. A 20. B

三、简答题

1. 简述玩具的卫生要求。

(1)选购玩具时，玩具的材料应便于洗涤和消毒。通常以塑料玩具为好，其表面光滑，不易污染，又容易消毒。布玩具、毛皮制的玩具易污染，又不易消毒，幼儿园不宜购置。

（2）玩具上的涂料不能含有铅、砷、汞等有毒物质。

（3）玩具的表面必须无锐利的角，以免刺伤学前儿童。

（4）口琴类的玩具不卫生，极易传播疾病，不宜在托幼园所使用。

（5）玩具的大小、质量要适合学前儿童的体力。

（6）玩具应经常保洁和定期消毒。

2. 简述书籍的卫生要求。

（1）学前儿童读物的文字、插图及符号要大而清晰，文字与纸张之间在色调上要有明显的对比。

（2）纸张要耐用，不易破损，纸面要平坦、光滑，页面不反光。

（3）书籍及质量适于学前儿童使用。

（4）过脏过破的图书不宜继续使用。

3. 简述文具的卫生要求。

（1）学前儿童应选用不含有毒色素或有毒物质的铅笔、蜡笔、绘画颜料、墨水等。

（2）铅笔杆上所涂颜色部分应有不脱落、不溶于水的透明漆膜。

（3）铅笔芯不宜太硬，否则字迹太浅，易造成学前儿童视力疲劳。

4. 简述托幼园所环境的概念。

托幼园所环境有广义和狭义之分。广义的托幼园所环境是指托幼园所教育赖以进行的一切条件的总和。它既包括托幼园所内部环境，又包括托幼园所外的家庭、社会、自然、文化等大环境。狭义的托幼园所环境是指托幼园所中对学前儿童身心发展产生影响的物质与精神要素的总和。

四、论述题

学前儿童教育从本质上讲就是一种环境的创设。在良好的环境中，学前儿童才能积极主动地活动与学习、探索与创造，从而获得更好的发展。依据学前儿童的年龄特点，创设符合学前儿童发展与教育要求的精神环境，必须做好以下工作。

（1）树立现代儿童观和教育观，建立良好的教师与学前儿童交往关系。

儿童观是对儿童总的认识，即各种对待儿童观点的总和。教育观是在一定的儿童观指导下，对儿童的态度和所施行的教育思想，它是在儿童观的基础上产生的。

教师应树立体现现代教育思想的儿童观和教育观。

①首先，要热爱、尊重并了解学前儿童，为学前儿童营造一种安全、温馨、轻松、愉快的精神环境。教师热爱学前儿童是其热爱教育事业的直接表现，是教育的灵魂，是教师对学前儿童进行教育的基础。这种爱是有原则的、公正的、有理智的和有分寸的。教师要以宽宏的胸怀去爱全体学前儿童，而不只是爱几个学前儿童。教师要善于设身处地地体验学前儿童的所作所为，耐心细致地观察、了解学前儿童的内心世界，以真诚、热爱和关怀的态度去对待每一个学前儿童，做到一视同仁。

②其次,教师应当以民主的态度来对待学前儿童,善于疏导而不是压制,允许学前儿童表达自己的想法和建议,而不以权威的命令去要求学前儿童。

③再次,在教师与学前儿童的交往中,要尽量采用多种适宜的身体语言动作。在师生交往中,尽量采用身体的接触、表情、动作等来表示自己对学前儿童的关心、接纳、爱抚、鼓励或者不满意,希望停止当前行为等。教师在与学前儿童交谈时,最好保持较近的距离和视线的接触。

(2)培养学前儿童群体,建立良好的学前儿童与学前儿童交往关系。

托幼园所中伙伴之间的情感交流,就是学前儿童渴求的精神环境,它会使学前儿童产生安全感,而这种心理感受又是学前儿童喜爱托幼园所并接受良好教育的心理基础。因此,在托幼园所的精神环境创设中,要力求为学前儿童提供一个平等和谐团结友爱的班集体,并充分利用集体的教育力量。

教师初建班集体时,应坚持正面教育和集体教育的原则,使学前儿童个体的才能在集体中得到充分表现,逐渐使学前儿童产生自信和自主感。教师要注意引导、鼓励和帮助学前儿童参加各种活动,并随时肯定、表扬他们的积极性。

教师要引导学前儿童学会相互交流思想和感情,建立同伴间相互关心、友爱的气氛。这样的教育应贯穿于日常教育活动的每一个细小的环节中。

(3)以身示范,建立良好的教师与教师交往关系。

教师与教师之间的人际交往对学前儿童的社会性培养具有多重影响。首先,教师间的交往是学前儿童同伴交往的重要榜样。教师教育学前儿童要相互关心、帮助、抚慰、合作,如果教师自己做到了,学前儿童就很容易产生这种行为并长期稳定下来。其次,教师间的交往涉及班级、托幼园所是否具有良好的氛围。教师间如果相互关心、相互帮助,就会给班级、托幼园所带来一种温情的气氛,学前儿童耳濡目染,容易激发出积极的社会性行为。

(4)沟通交流,建立良好的教师与家长交往关系。

托幼园所的各项教育离不开家长的配合,要建立良好的精神环境同样也离不开家长的支持和帮助,教师要经常和家长交流,互相学习、取长补短,共同教育好学前儿童,教师和家长的关系直接影响到教师与学前儿童的关系。

除此之外,还应形成良好的托幼园所风气,学前儿童的日常规则、一般行为标准也是精神环境创设的重要部分。

《幼儿园教育指导纲要(试行)》第三部分"组织与实施"中第八条明确指出,"环境是重要的教育资源,应通过环境的创设和利用,有效地促进幼儿的发展。"物质环境如同硬件,精神环境如同软件,要为学前儿童创设良好的园内环境,就要硬件、软件一起抓,从而使环境整体教育功能得以发挥,有效促进学前儿童的全面发展。

五、案例分析题

(1)案例中的王老师做法不合理。严格教育和禁止、呵斥教育已经影响了师生关系。区别对待小明、晓东也会对他们产生不同的负面影响。精神环境会影响学前儿童的身心健康，不良的情绪会影响其食欲、睡眠等，间接影响身体的生长发育。因此，不好的精神环境会阻碍学前儿童的身心健康发展。

（2）教师应为学前儿童创设以下良好的精神环境。

①首先，要热爱、尊重并了解学前儿童，为学前儿童营造一种安全、温馨、轻松、愉快的精神环境。教师热爱学前儿童是其热爱教育事业的直接表现，是教育的灵魂，是教师对学前儿童进行教育的基础。这种爱是有原则的、公正的、有理智的和有分寸的。教师要以宽宏的胸怀去爱全体学前儿童，而不只是爱几个学前儿童。教师要善于设身处地地体验学前儿童的所作所为，耐心细致地观察、了解学前儿童的内心世界，以真诚、热爱和关怀的态度去对待每一个学前儿童，做到一视同仁。

②其次，教师应当以民主的态度来对待学前儿童，善于疏导而不是压制，允许学前儿童表达自己的想法和建议，而不以权威的命令去要求学前儿童。

③再次，在教师与学前儿童的交往中，要尽量采用多种适宜的身体语言动作。在师生交往中，尽量采用身体的接触、表情、动作等来表示自己对学前儿童的关心、接纳、爱抚、鼓励或者不满意，希望停止当前行为等。教师在与学前儿童交谈时，最好保持较近的距离和视线的接触。